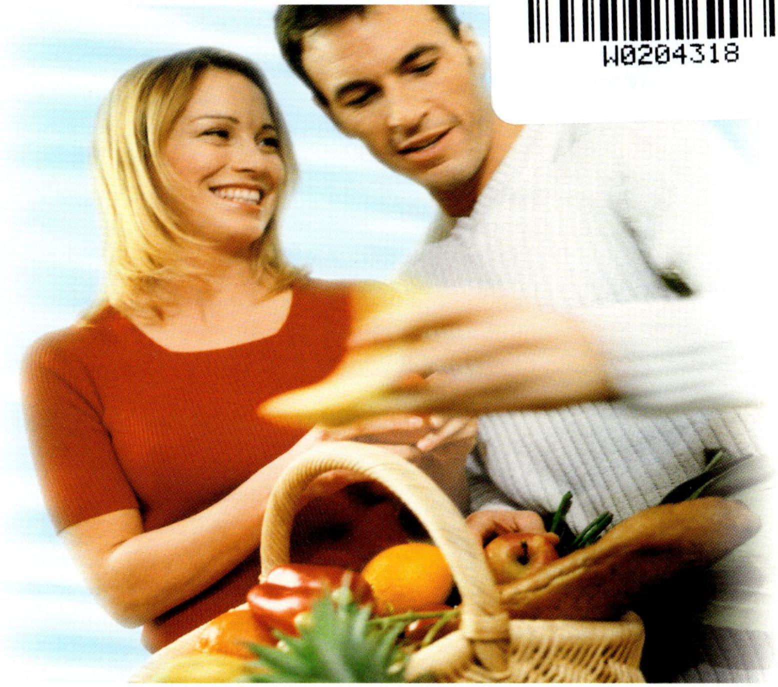

DR. MED. ULRICH STRUNZ

forever young

Das Ernährungsprogramm

GU

INHALT

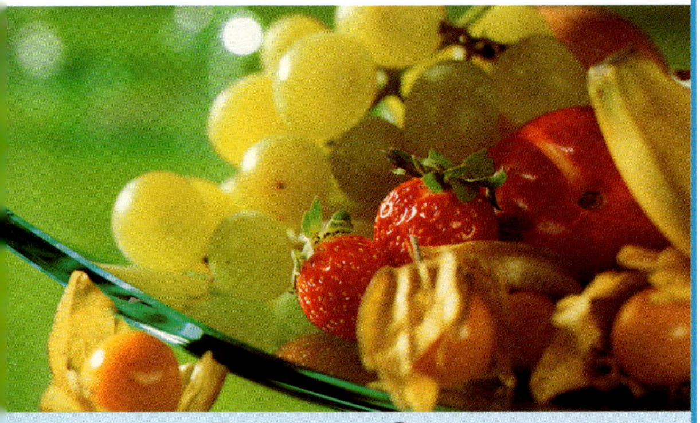

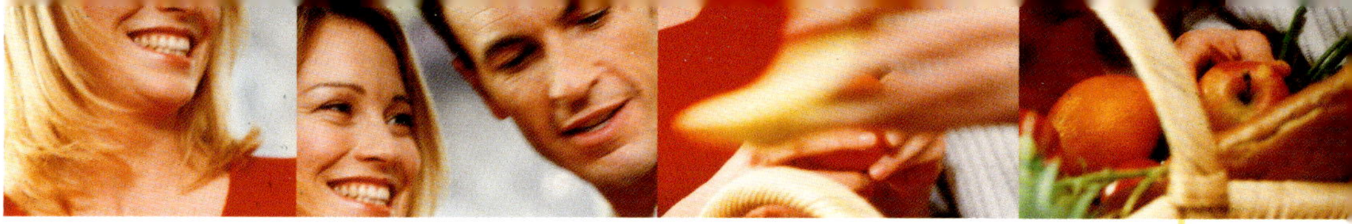

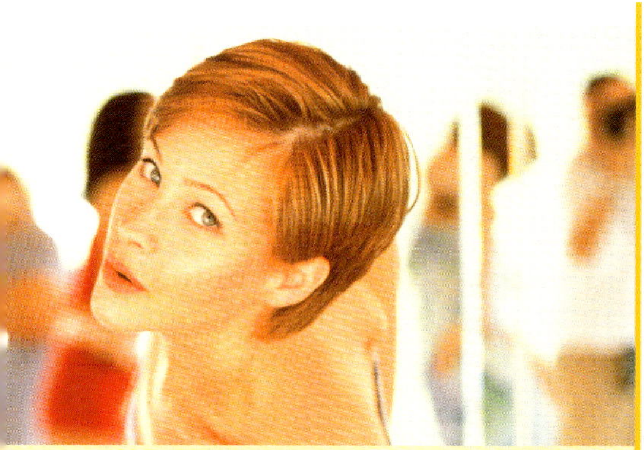

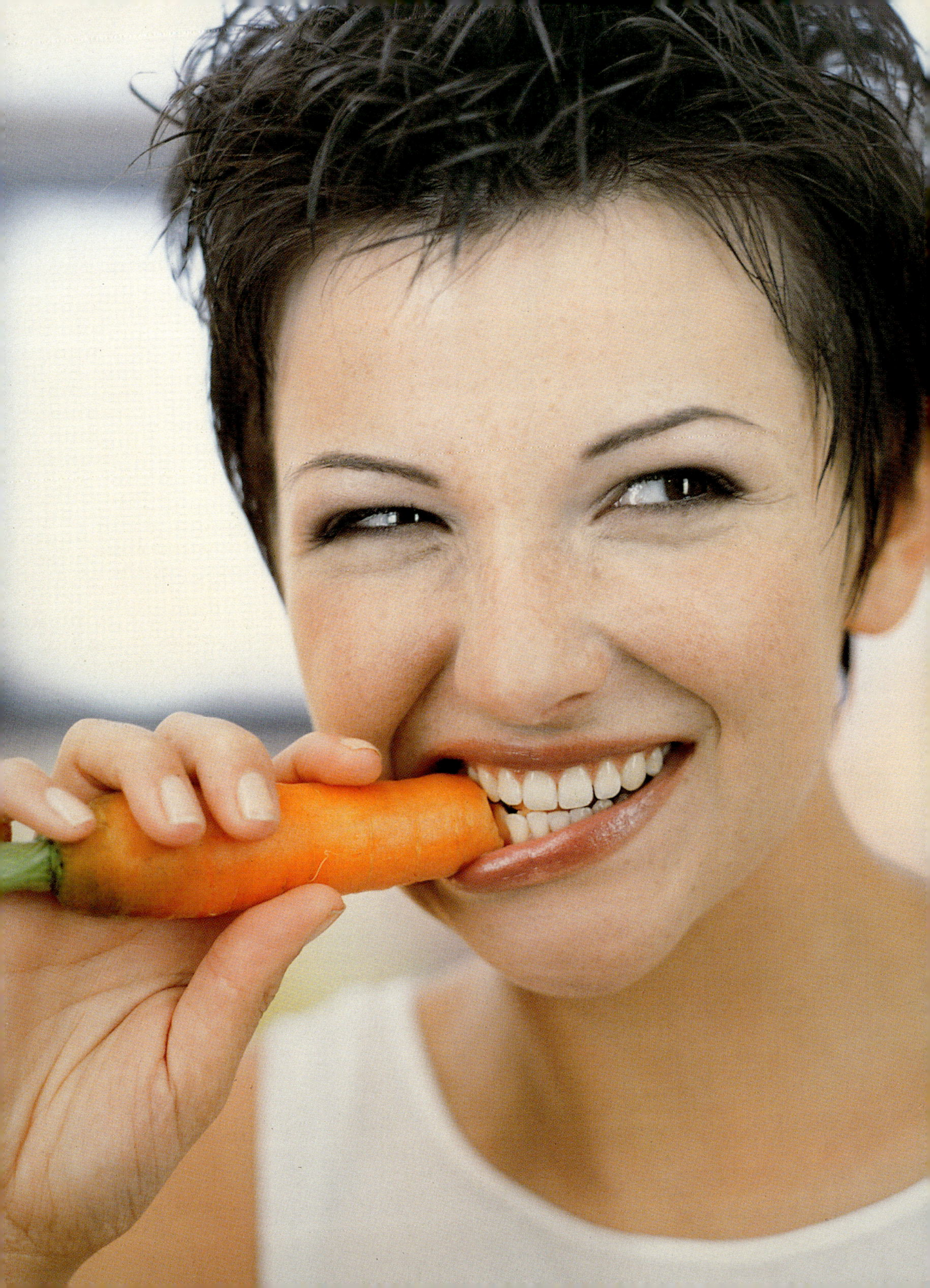

Vorwort

Kann man sich jung essen? Natürlich! Sie brauchen nur alle lebenswichtigen Vitamine, Mineralstoffe, Spurenelemente, Amino- und Fettsäuren. Dann können Sie 120 Jahre lang so vital und fröhlich sein wie mit 30. Unser Essen ist die stärkste Droge: Mit der richtigen Nahrung stellen Sie Glückshormone selbst her, optimieren Sie Ihre Leistungskraft, verleihen Ihrer Stimmung Flügel – und verzögern das Altern. Unsere oberen Gesundheitswächter sagen: »Eine ausgewogene Mischkost reicht.« Da mögen sie Recht haben. Wer sich 8 bis 11 Stunden täglich bewegt – wie ein Tiefbauarbeiter oder ein Bergbauer – könnte in einer ausgewogenen 5000-kcal-Mischkost genug Nährstoffe finden, nicht aber in den 2400 kcal, die man am Schreibtisch verbrennt. Könnte! Denn in Deutschland ist zu wenig Jod im Boden, zu wenig Selen, zu wenig Magnesium. Jeder Bauer weiß: Mixt er den Kühen kein Magnesium ins Futter, sterben sie an Weide-Tetanie. Häufig wird auch nicht bedacht, dass Obst und Gemüse 30 Prozent seiner Vitamine verliert, wenn es nur einige Stunden lagert – nach wenigen Tagen essen Sie schnittfestes Wasser.

Mehl ist auch nur ein Pulver

Als Arzt kann ich im Blut lesen: Die meisten Menschen leiden unter Eiweißmangel. Und zu viel Fett und zu wenige Vitalstoffe lassen das bisschen Eiweiß, das im Blut herumschwimmt, gar nicht in der Zelle ankommen. Darum empfehle ich Eiweißpulver als Zusatzpräparat. »Igitt, wir leben doch natürlich, wir nehmen kein Pulver!«, lautet die Kritik. Beglückte nicht Puddingpulver Ihre Kindheit? Arbeitet nicht auch Ihr Bäcker mit Mehl? Beide Produkte bekommen dem Körper schlechter als gutes, nicht erhitztes, natürliches Eiweißpulver.

Verstehen Sie mich bitte nicht falsch: Unbestritten stecken im Essen all die glückbringenden, gesundheitsfördernden Substanzen – und zwar tausendmal besser als im »Functional Food«, das von Menschenhand erst totgemacht und dann vitaminisiert wurde. Doch leider nicht genug. Deshalb plädiere ich für natürliche Lebensmittel plus Vitalstoffe aus der Apotheke.

Ihr Dr.

U. Strunz

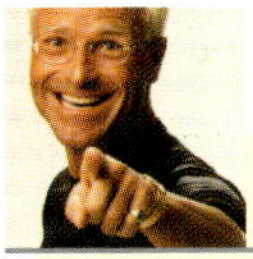

Mein Tipp für Sie

Nutzen Sie das Potential der Gewürze 2000

IN TAUSENDEN von Studien wurde herausgefunden, dass Vitalstoffe vor Krankheiten schützen und sogar heilen können. Das bestätigt auch die Erfahrung mit meinen Patienten. Deshalb rate ich Ihnen: Essen Sie Leben. Genießen Sie Ihr Obst und Gemüse, aber holen Sie sich zusätzlich Vitalstoffe vom Apotheker. Die Gewürze 2000 – wie ich sie in diesem Buch nenne und Ihnen ans Herz lege, helfen nicht nur im Kampf gegen Diabetes, Herzinfarkt, Alzheimer, Krebs – sie können Ihnen auch helfen, gesund, leistungsfähig, kreativ und glücklich zu sein. Vielleicht steht dann nicht mehr in der Statistik: 99 von 100 Deutschen sterben vor Erreichen ihres biologisch möglichen Alters.

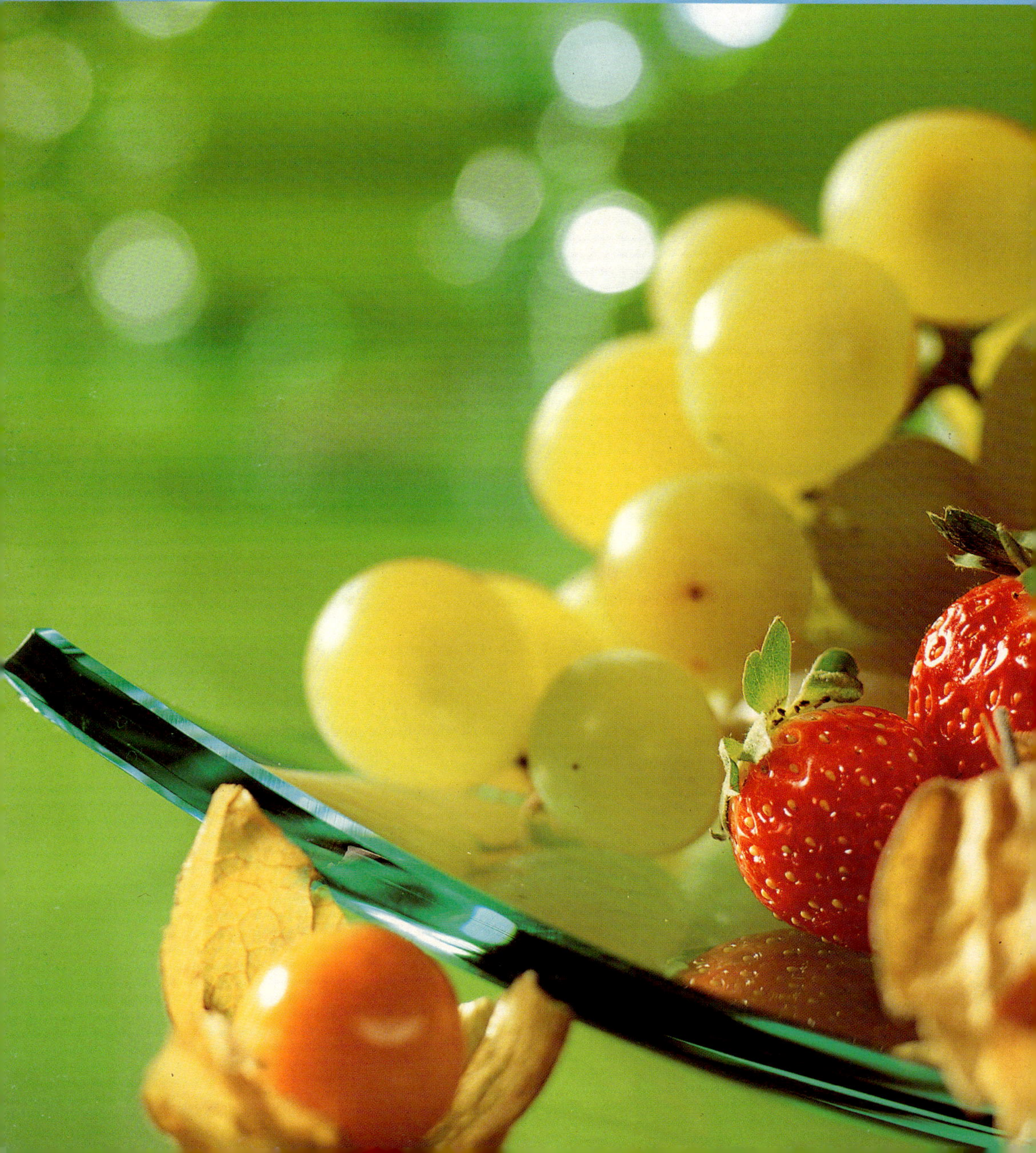

Bleiben Sie
einfach jung!

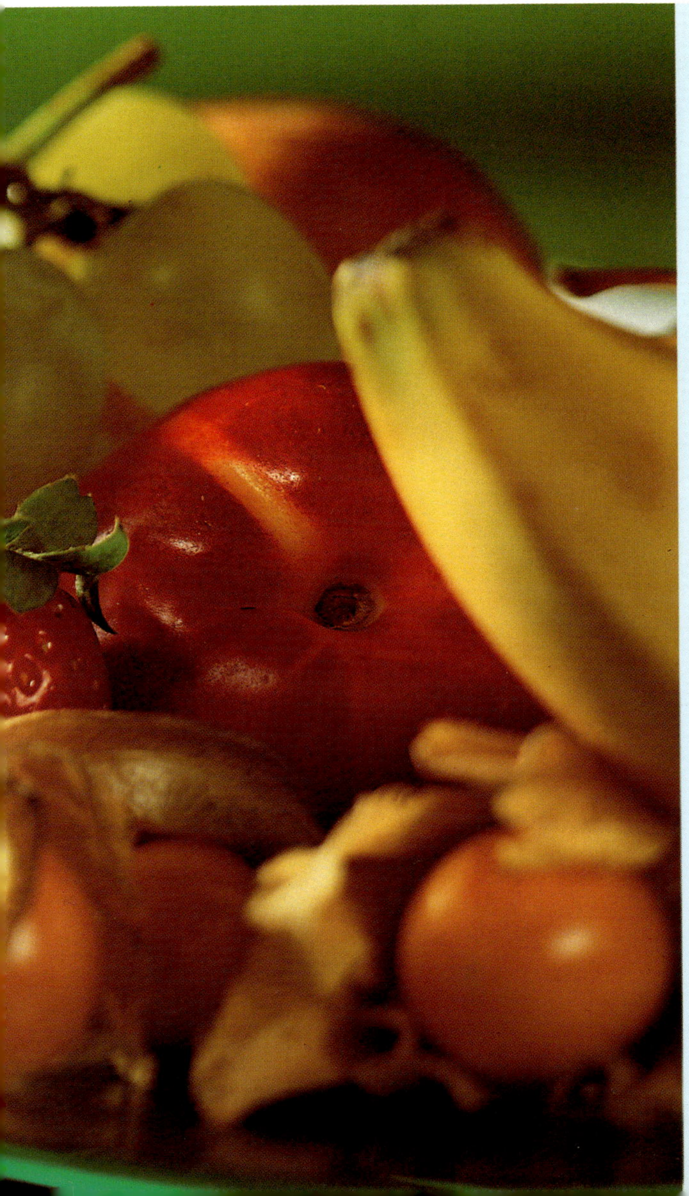

Sie kommen mit einem Garantieschein für 120 Jahre auf die Welt. Ihr Immunsystem, Ihr Herz, Ihre Muskeln, Kilometer von elastischen Blutgefäßen und Ihr Gehirn sind von Natur aus darauf angelegt, diese Garantie zu erfüllen – sie sorgen für Fitness, Freude, Power, Lust und Kreativität. Sie müssen nur jede einzelne Ihrer 70 Billionen Körperzellen mit den richtigen Vitalstoffen versorgen.

Warum werden Sie nicht 120?

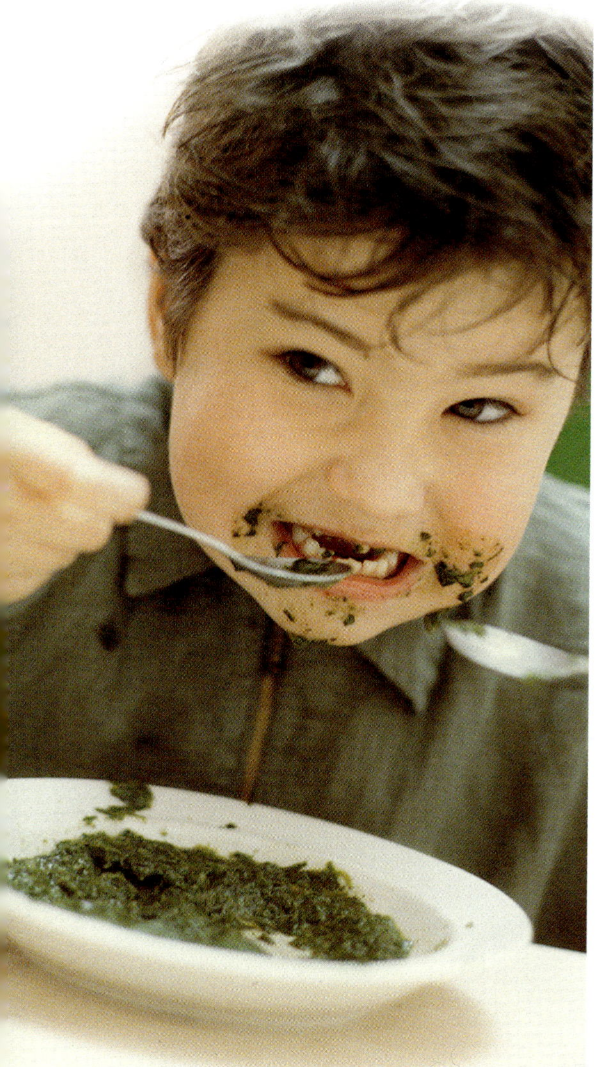

Keine Frage: Spinat ist gesund! Doch seinen außergewöhnlich guten Ruf verdankt er einem Fehler, der Jahrzehnte kritiklos abgeschrieben und weitergegeben wurde.

Glauben Sie nicht länger an den Weihnachtsmann ...

Mit rasanter Geschwindigkeit verlieren Sie ab 30 pro Jahrzehnt 15 Prozent Ihrer Leistungskraft: Muskeln schwinden, die Haut wird welk, Nerven und Organe schwächeln, Blutgefäße verstopfen, Abwehrkräfte nehmen ab, der Geist wird träge, die Laune schlecht, die Libido erschlafft. Irgendwann um 45, weit bevor Ihr Garantieschein abgelaufen ist, diagnostiziert der Arzt dann Diabetes, Rheuma, Arteriosklerose, Gicht, Herzinfarkt, Schlaganfall oder sogar Krebs. Das Bundesamt für Statistik meldet: 99 von 100 Menschen sterben vor Erreichen ihres biologischen Lebensalters. Und das nur, weil sie an den Weihnachtsmann glauben.

... und an Lehrbücher, die seit 40 Jahren nur abgeschrieben werden

»Spinat hat viel Eisen.« Der Druckfehler einer Sekretärin hat zu dieser Aussage geführt, wegen der Kinder über vier Generationen hinweg gequält wurden. »Eiweiß ist schlecht.« Dieser verkehrte Lehrsatz raubt immer noch vielen Menschen Lebensenergie. Unsere Nährwerttabellen sind auf dem Stand von vor 40 Jahren, werden immer wieder abgeschrieben. Diätassistentinnen tüfteln danach Esspläne aus – und auf dem Teller liegt: vitalstoffarmer Müll. Das hat beispielsweise Professor Beißner von der Fachhochschule für Ernährung Mönchengladbach festgestellt. Er misst nämlich! Trotzdem versucht man uns immer noch glaubhaft zu machen: »Abwechslungsreiche Mischkost enthält alles!« ... Ja, alles, um mit 40 einigermaßen gesund und mit 73 mit Sicherheit tot

➤ TIPP

Vitalstoffe halten 70 Billionen Zellen ewig jung

SIE KÖNNEN auch als 100-jähriger noch 30 sein – sobald Sie sich um jede einzelne Ihrer Körperzellen kümmern. Auch wenn Sie erst mit 50 anfangen. Nur ein Nährstoffmangel in der Körperzelle beschleunigt das Altern, weshalb Sie für einen optimalen Stoffwechsel Ihrer Körperzelle sorgen müssen. Denn dort entsteht Energie, entsteht Leben. Dort werden die Nähr- und Wirkstoffe aus unserem täglichen Brot in Gesundheit und gute Laune, Vitalität und Leistungskraft, Geistesblitze und Libido umgesetzt.
Das Einzige, was Sie brauchen, um immer jünger zu werden, körperlich topfit, geistig hochaktiv und seelisch gut drauf zu sein, sind Vitalstoffe. Das sind all die guten Dinge, die auf Ihrem Teller liegen (sollten) und von der Wissenschaft als essenzielle Aminosäuren (Eiweißbausteine), ungesättigte Fettsäuren, natürliche Kohlenhydrate, Vitamine, Mineralstoffe, Spurenelemente und sekundäre Pflanzenstoffe (aus Getreide, Obst, Gemüse) bezeichnet werden.

zu sein. Wachen Sie auf! Die Welt hat sich in den letzten 40 Jahren verändert. Und das Leben ist viel bunter, farbiger, lustiger und länger, als verstaubte Abschreiber Sie glauben machen wollen. Deshalb messe ich. Ich glaube gar nichts mehr, sondern ich messe selbst. Und stelle dabei fest, daß eine Kiwi eben nicht 300 Milligramm Vitamin C, sondern tatsächlich nur 28 Milligramm enthält. Daß im Blut der 60.000 Menschen, die ich inzwischen untersucht habe, Eiweiß Mangelware ist – genauso wie viele andere Vitalstoffe, die uns lebendig und fröhlich machen.

Werden Sie jünger und gesünder

Keine Angst, in diesem Buch geht es nicht um gesunde Kost. Das ist langweilig. Ich spreche auch nicht über Krankheiten. Ich spreche über das Gegenteil. Über etwas Neues. Nicht über Drohmedizin, sondern über Frohmedizin. Kümmern Sie sich um das Positive, nicht immer um das Negative. Kümmern Sie sich nicht darum, gesund oder jung zu bleiben, sondern gesünder und jünger zu werden. Und immer jünger und jünger. Glauben Sie – so wie ich – ganz fest, dass Sie mit 70 jünger und leistungsfähiger sind als mit 30. Ich weiß, dass das funktioniert: In meinem Paß steht 56. Ich werde von Tag zu Tag immer jünger, immer leistungfähiger. Bei mir fängt das Leben gerade erst an. Sie glauben es nicht? Fragen Sie einfach eine neutrale Beobachterin: meine Frau. Oder probieren Sie es doch selbst aus! Die Anleitung dazu finden Sie auf den folgenden Seiten in konzentrierter Form.

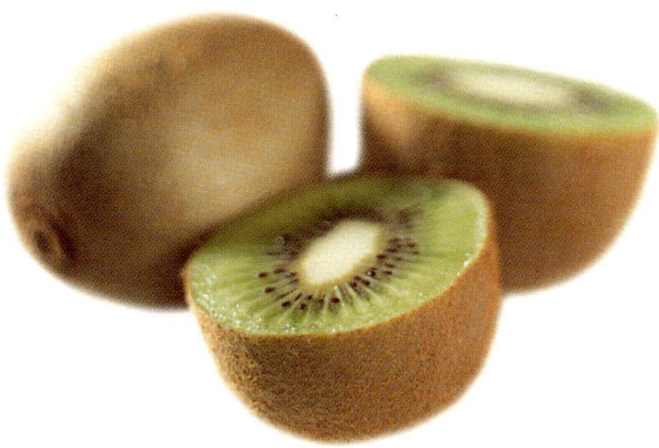

Essen Sie sich jung!

Es ist so einfach. Sie müssen sich nur an die folgenden neun Regeln halten.

1. Essen Sie Leben

Wenn Sie eine Bohne in ein Glas Wasser legen, dann keimt sie. Das ist Leben. Alles, was die Maschinerie der Lebensmittelindustrie durchlaufen hat, ist tot: vom Kartoffelpüree aus der Tüte über den Schokoriegel bis zum Schnaps aus der Flasche. Aber auch alles, was Sie mit 100 Grad Hitze im Kochtopf behandeln, haucht Leben aus: Wertvolle Enzyme gehen kaputt, Vitamine lösen sich in nichts auf, Eiweiß verliert an Kraft, Mineralien verschwinden im Ausguss. Leben ist frisch, reich an Biostoffen. Leben ist Obst, Gemüse und Fisch oder mageres Fleisch in seiner rohen Form wie Carpaccio und Tatar. Essen Sie zu 50 Prozent Leben, dann können Sie mit den restlichen 50 Prozent Kompromisse schließen – in Form von Torten und Braten. Wenn Sie darauf dann überhaupt noch Lust haben.

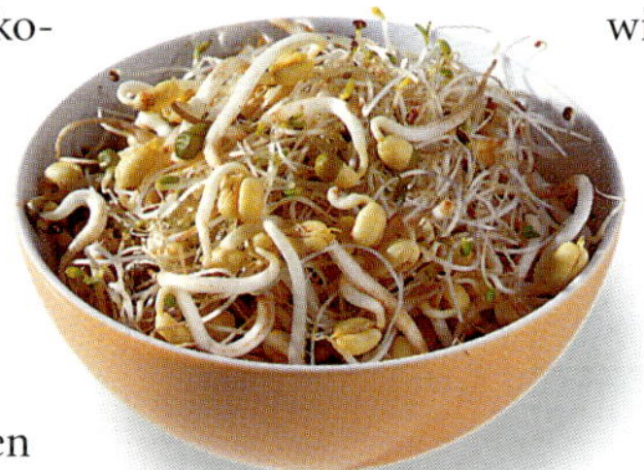

2. Hören Sie auf Ihren Körper

In jedem Menschen steckt etwas, das die Wissenschaftler »somatische Intelligenz« nennen. Übersetzt heißt das: Ihr Körper weiß, was ihm gut tut. Nur stopfen Sie ihn wahrscheinlich dauernd mit Dingen voll, die seine somatische Intelligenz begraben – aufgrund ständig wechselnder und widersprüchlicher Ernährungsratschläge wie: »Fett macht dick« – »Fett macht jung!« oder »Vorsicht Salz!« – »Neptuns Gold muß keiner fürchten!« oder »Alles, nur keine Eier!« – »Eier erlaubt!« oder »Kein Alkohol« – »Wein ist das Getränk der 100-jährigen!« Und dazu begraben Sie Ihre somatische Intelligenz noch mit Nahrungsmitteln, die Ihrem Körper nicht gut tun. Bekommt er Braten mit Knödel, sagt Ihr Körper nicht: »Super, jetzt fühl ich mich fit, mit neuer Energie geladen und auch noch glücklich.« Er sagt: »Puh, bin ich voll, bin ich müde.« Und trotzdem essen Sie wieder Braten mit Knödel. Aber nicht, weil Ihnen das Ihr Körper diktiert, sondern Ihr Kopf. Der ist nämlich nicht somatisch intelligent. In ihm stecken angelerntes Essverhalten und tausend Infos konfuser Ernährungsexperten – kombiniert mit einem schlechten Gewissen.

3. Essen Sie Eiweiß

Immer wird über Fett und Kohlenhydrate geredet. Nie über Eiweiß. Dabei ist Eiweiß das Wichtigste. Sie bestehen aus Eiweiß – von den Zehenspitzen bis zum Scheitel. Und Ihr ganzer Körper baut sich alle 2 Jahre völlig neu auf. Binnen 2 Jahren bastelt Ihr Stoffwechsel aus dem Nahrungseiweiß einen neuen Menschen. Nur etwa 3 Prozent, nämlich Ihr Gehirn, erneuern sich nicht mehr.
Nun haben Sie bestimmt in Ihrem Kopf den Satz: »Zu viel Eiweiß ist schlecht.« Streichen Sie diesen dummen Satz, und ersetzen Sie ihn durch: »Ohne Eiweiß läuft gar nichts.« Ich habe ungefähr 60.000 Menschen bisher den Bluteiweißspiegel gemessen – dabei musste

ich feststellen: Er ist bei 80 Prozent zu niedrig. Sie essen also zu wenig Eiweiß, oder das falsche. Ein niedriger Eiweißspiegel bedeutet so viel wie: Man stolpert durchs Leben mit ständigem Gegenwind. Denn Ihr Körper, Ihr Immunsystem, Ihre Muskeln, Ihre Hormone – also alles, was Leben, Lebensfreude und Leistungskraft ausmacht, bauen auf Eiweiß. Mehr darüber erfahren Sie ab Seite 19.

4. Essen Sie Fett – aber das richtige

»Fett macht nur fett.« Diese Lüge hat sich bestimmt auch in Ihrem Kopf festgefahren.

> **TIPP**
>
> ### *Sie müssen Ihren Körper wieder verwöhnen*
>
> WENN SIE ANFANGEN, Ihren Körper mit den Biostoffen zu verwöhnen, die er braucht, wird er schnell wieder ziemlich intelligent. Wenn er nämlich fühlt, wie gut ihm die Schüssel Obstsalat morgens tut, wie leicht die Arbeit nach einem Rohkostteller mit Joghurtdips flutscht, wie herrlich beschwingt der Abend nach einem Kabeljau mit Kapern verläuft und einem Früchtesorbet statt der Tiramisu. Und die Nacht erst ...
> Ja, dann wacht diese somatische Intelligenz plötzlich wieder auf – und macht aus Ihnen einen neuen, einen vitalen, glücklichen Menschen.

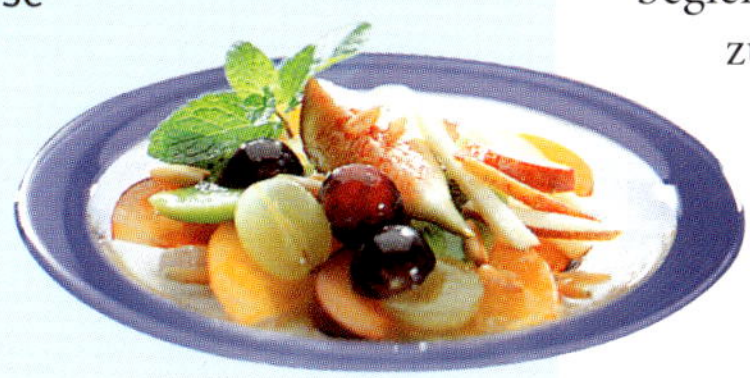

Dazu folgendes: Die Amerikaner sind Meister im Fettaugenzählen und »light«-Konsumieren und waren noch nie so dick wie heute. Das verblüffte die Ernährungspäpste, und sie forschten etwas genauer nach. Und siehe da: Auch hier hat sich die Wissenschaft jahrzehntelang geirrt. Nicht Fett macht fett, sondern nur tierisches Fett, vor allem in Kombination mit Zucker. Fisch ist eine Ausnahme – er putzt mit seinen Fetten die Arterien frei und verlängert das Leben.
Wahr ist: In Ihrem Körper einmal abgelagert, ist Fett Ihr größter Feind. Und los werden sie es nicht, wenn Sie es meiden. Die wabbelige Last verschwindet nur, wenn Sie sie verbrennen. Und das ist ganz einfach: Verwandeln Sie Ihren Körper in eine Fettverbrennungsmaschine, indem Sie täglich 30 Minuten laufen. Leicht, locker, lächelnd.

5. Meiden Sie Weißmehl und Zucker

Im Grunde genommen müßte man weder ein Buch über das Abnehmen schreiben noch eines über die Kunst, ewig jung zu bleiben. Es reichen eigentlich diese beiden Informationen: »Verwenden Sie Zucker nur als Gewürz, und essen Sie Produkte aus raffiniertem Getreide so selten wie möglich.« Freilich sieht es in der Praxis ein wenig schwieriger aus. Denn gerade Zucker und Weißmehl begleiten uns vom Kaffee mit Brötchen bis zur Pasta mit Dessert – den ganzen Tag. Und das macht schnell alt. Denn dann spielen alle Ihre Hormone verrückt. Das Dickhormon Insulin schuftet, bis Sie Ihre Fußspitzen nicht mehr sehen, und das Anti-Aging-Hormon STH stellt die Arbeit ein. Warum? Lesen Sie weiter ab Seite 27.

6. Gemüse, Gemüse, Gemüse

Hand aufs Herz: Wann haben Sie das letzte Mal Grünzeug gegessen? »Was? Mögen Sie nicht, brauchen Sie nicht, Pflanzenfresser sind vor 2 Millionen Jahren ausgestorben?« Stimmt. Doch dann hat man 2 Millionen Jahre lang 80 Prozent Wurzeln und Früchte gegessen und 20 Prozent mageres Wild. Und das tun die Kreter heute noch. Weil sie viel Grünzeug essen, nämlich 230 Kilo Obst und Gemüse pro Kopf im Jahr (wir dagegen: magere 83 Kilo) und nur ab und zu einen Festtagshammel, leiden sie um 78 Prozent seltener an Herzinfarkt und nur halb so häufig an Krebs. Kein Wunder, denn in Gemüse und Obst stecken die sogenannten sekundären Pflanzenstoffe (SPS), jene Arznei, mit der sich die Pflanze vor Umweltgiften, Schädlingen und Krankheiten schützt – sich, und auch den Menschen.

Es gibt etwa 10.000 bis 30.000 sekundäre Pflanzenstoffe, und täglich entdecken Forscher neue. Und doch kennen wir bisher nur eine Hand voll. Deshalb mein dringender Rat an alle, die noch weit ins dritte Jahrtausend hineinleben wollen: Essen Sie fünfmal am Tag Obst und Gemüse. Mindestens!

➤ INFO

Wie funktioniert eine Blutanalyse?

DER ARZT ZAPFT 50 Milliliter Blut ab und stellt den Nährstoffstatus fest. Werden alle Nährstoffe kontrolliert, kostet das etwa 2.000 Mark. Dafür stöbert der Arzt Ursachen auf für Schlafstörungen, chronische Müdigkeit, Depressionen, Migräne, Hautprobleme, Übergewicht, Diabetes, Arthrose und viele andere Krankheiten. Leider zahlen die Kassen nur für sogenannte Basis-Blutwerte. Für »Frohmedizin« muß man heute noch selbst aufkommen. Aber es lohnt sich. Sie gewinnen an Lebensfreude und Lebensqualität.

Neu ist die Redox-Analyse. Das Verfahren, das Vitalstoffmängel direkt in der Zelle misst, könnte die Medizin der Zukunft sein. Bislang wird es nur von wenigen Orthomolekular-Medizinern angewandt. Sie nehmen Blut ab, erfassen über die Messung elektrischer Impulse den Zustand der Zelle und verordnen gezielt Vitalstoffe.

7. Lassen Sie Ihre Frohwerte im Blut bestimmen

Haben Sie von Ihrem Arzt schon mal die Blutwerte bestimmen lassen? Gewiß, die Drohwerte: Cholesterin, Zucker, Fett & Co. Lassen Sie aber doch auch einmal Ihre Frohwerte bestimmen: Vitamine, Mineralstoffe, Eiweiß. Wie das Politiker, Stars und Leistungssportler regelmäßig tun. Sie wissen nämlich: Ist zu wenig Magnesium im Blut, bremst das Körper und Geist. Fehlt Zink, schwächeln das Immunsystem und die Libido. Ohne Vitamin B machen die Nerven nicht länger mit, und ein niedriger Eiweißspiegel ist das Zeichen der Verlierer.

Müssen Sie nicht auch jeden Tag Höchstleistungen vollbringen, kreativ und voller Energie sein? Lassen Sie einmal in Ihrem Blut feststellen, an welchen Stoffen es Ihnen mangelt (eine Übersicht über die Höhe der Blutwerte finden Sie in der hinteren Umschlagklappe dieses Buches). Und dann füllen Sie

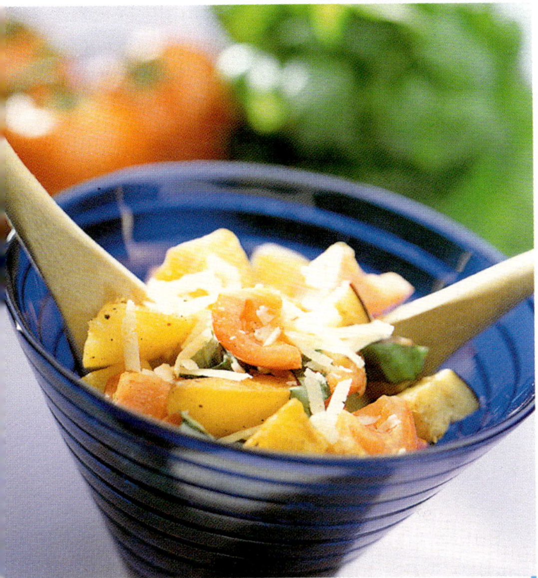

Lassen Sie keinen Tag ohne natürliche Vitalstoffe vergehen – rohes und gekochtes Gemüse sind gleichermaßen wichtig.

die leeren Speicher auf. Gewinnen Sie Jahre! Das Leben wird plötzlich leicht. Sie werden schlank, fit, dynamisch, glücklich – endlich wieder jung.

8. Gehen Sie in die Apotheke

Wissen Sie, dass der Neandertaler doppelt so viel Vitamine und Mineralstoffe aufgenommen hat wie Sie? Obwohl er sich plagte, um den Bauch voll zu kriegen, schnellem Wild hinterherjagte und sich nach Wurzeln bückte. Nur an Jod mangelte es ihm. Deshalb ist er nämlich ausgestorben.
Auch vor 150 Jahren konnte man noch nicht zum Kühlschrank gehen und eine Milchschnitte herausholen. Man steckte Arbeit ins Essen: Muskelkraft, um den Acker zu bestellen oder die Äpfel zu ernten. Egal, ob Handwerker oder Bauer, man verbrauchte 3410 Kalorien. Und diese steckten proppenvoll mit Vitalstoffen. Denn was in Töpfen und Pfannen landete, kam aus dem Stall oder Garten, war frisch. Heute essen die meisten von uns zwar immer noch 3410 Kalorien, schwingen aber die Maus statt der Sense. Und das meiste, was man sich zuführt, hat den Vitalstoffgehalt eines Schuhkartons: Pommes, Tütensuppe, Braten und unreif geerntetes, weit transportiertes, künstlich gereiftes Obst und Gemüse.

In unserem Essen steckt nur noch wenig Gesundheit

In Untersuchungen wurde festgestellt, dass viele Obst- und Gemüsesorten innerhalb der letzten 15 Jahre einen erheblichen Teil ihrer Vitalstoffe eingebüßt haben.
Um die nötigen 1000 Milligramm Vitamin C aufzunehmen, muß man 2 Kilo Erdbeeren essen oder 1 Kilo Zitronen. Wer tut das jeden Tag? Und um seine nötigen 400 Milligramm Vitamin E zu bekommen, müsste man 6 Kilo Walnüsse knabbern oder 3 Liter Olivenöl trinken. Unmöglich, wenn man nicht an Herzverfettung sterben will.
Im Laufe dieses Buchs werden Sie erfahren, welche Vitalstoffe Sie in welchen Mengen brauchen, weil Ihr Körper sie auch verbraucht. Und welche Lebensretter Sie sich in der Apotheke besorgen müssen – als Ergänzung zur gesunden Ernährung. Denn Pillen ersetzen das Essen nicht! 10.000 Wirkstoffe stecken in einem Apfel, in einer Vitamintablette 40. Doch wenn Sie nicht in einem Orangenhain leben, Ihr Gemüse täglich

frisch aus dem Garten holen, den Fisch vor der Tür angeln, den Sonntagsbraten selbst schlachten, das Getreide frisch mahlen, dann versorgen Sie Ihren Körper auch nicht ausreichend mit Biostoffen. Fest steht: Die zusätzliche Aufnahme von Vitalstoffen zu einer frischen, gesunden Ernährung kann Ihr Leben verlängern.

9. Nahrungsergänzung ja – aber wie viel?

Menschen, die hauptsächlich mit dem Kopf arbeiten, verbrauchen nur 2000 bis 2400 Kalorien. Auch wenn Sie fünfmal am Tag Obst und Gemüse essen, können Sie mit dieser Menge heutzutage nicht genügend Vitalstoffe aufnehmen. Es sei denn, Sie versorgen sich aus dem eigenen Garten.
Ich werde immer wieder gefragt: »Wie viel soll ich denn jetzt von was nehmen?« Die Antwort fällt mir leicht, wenn ich das Blut kenne. Dort steht es nämlich drin. Die leeren Tanks können dann gezielt mit Präparaten aufgefüllt werden. Auch wenn ich den Menschen sehe, kann ich eine gezieltere Auskunft geben. Denn der Körper spricht Bände. Hat der Patient nachts Muskelkrämpfe, fehlt ihm Magnesium. Ist die Haut fahl, könnte ein Eisen- oder Eiweißmangel die Ursache sein, Probleme mit den Fingernägeln deuten auf Zinkmangel hin. Ein dicker Mensch braucht mehr Vitamin C, und es fehlt ihm mit Sicherheit an Chrom. Wer schlank ist, sich supergesund ernährt und viele nährstoffreiche Kalorien aufnehmen kann, weil sein Stoffwechsel sie auch verbrennt, braucht gar keine Nahrungsergänzung. Einem Leistungssportler, der viel Mineralien ausschwitzt und sein Immunsystem ständig fordert, verschreibe ich höhere Dosen. Ein Manager mit hochrotem Kopf braucht Herzschutzvitamine und Kalium gegen den hohen Blutdruck.

Was ich Ihnen damit sagen will
Im Grunde ist es unsinnig, allgemeine Vitalstoffempfehlungen auszusprechen. Der Vitalstoffbedarf ist individuell. Die Empfehlungen, die Sie in diesem Buch finden, sind über Studien abgesicherte Mengen, die keinem schaden. Im Gegenteil: Sie versorgen uns mit dem, was grundsätzlich fehlt, und verlängern unser Leben. Sprechen Sie auf jeden Fall mit Ihrem Arzt über Ihren individuellen Bedarf, und machen Sie mal den Test: Füllen Sie einen Monat lang Ihre leeren Speicher auf – und spüren Sie, wie Ihr Körper leise »Danke!« sagt.

➤ **INFO**

Mangelware Forever-young-Elixiere!

FOREVER-YOUNG-ELIXIERE, von denen Sie sicher zu wenig haben:
- **Vitamine:** Vitamin C, Folsäure, Vitamin E
- **Mineralstoffe und Spurenelemente:** Chrom, Jod, Magnesium, Mangan, Selen, Zink
- **Außerdem:** Omega-3-Fettsäuren

FOREVER-YOUNG-ELIXIERE, die Sie wahrscheinlich zu wenig haben:
- **Vitamine:** Vitamin B_6
- **Sekundäre Pflanzenstoffe:** Bioflavonoide
- **Mineralstoffe und Spurenelemente:** Kalium, Kalzium, Eisen, Molybdän, Phosphat
- **Eiweiß:** Gesamteiweiß
- **Aminosäuren:** Methionin, Tryptophan

Altern – nein Danke!

Wir können nicht ewig leben, weil im Schöpfungsplan nur 120 Jahre vorgesehen sind. Doch diese Zeit dürfen wir voll genießen, ohne Schmerzen, ohne Krankheiten – vielmehr: fröhlich, (alters)weise, energiegeladen und kreativ. Denn das Altern ist keine Krankheit – nur, wenn es zu schnell vonstatten geht. Die Bremse, ja den Rückwärtsgang, haben Sie selbst in der Hand.

Die einfache Lösung: Essen Sie sich jung

Viele von uns versorgen ihren Körper mit 3500 Kalorien am Tag. 1000 bis 1400 davon werden nicht gebraucht. Die legt der Körper dann in Form von Fettpolstern an. Deswegen hat jeder zweite Deutsche Übergewicht, das ihn krank macht – und traurig. Doch nährstoffreich ist sein Essen nicht: Es mangelt an Vitaminen, Mineralien, an Ballaststoffen, an Eiweiß und essenziellen Fettsäuren.

Die Weltgesundheitsorganisation (WHO) stellte in einer Studie unter anderem fest, dass nur jeder Vierte die von der Deutschen Gesellschaft für Ernährung (DGE) ehemals empfohlene Minimenge von 12 Milligramm Vitamin E am Tag aufnimmt. Und in den neuen Bundesländern jeder Zweite zu wenig Vitamin C tankt. Die Folgen sind bekannt: Erst verliert man ein bisschen Leistungskraft, Lebensfreude, Vitalität. Dann wird man krank. Das muss nicht sein!

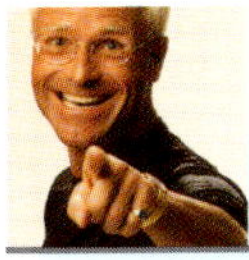

Mein Tipp für Sie

Fünfmal am Tag Obst und Gemüse – das reicht nicht

Ich würde Ihnen gerne Angaben machen wie: »Essen Sie 2 Äpfel und 250 Gramm Trauben, dann haben Sie die 10 oder 40 Prozent Ihres Tagesbedarfs gedeckt.« Das kann ich nicht. Ich weiß nicht, wie viel in dem Apfel steckt, in den Sie beißen. Ich empfehle: Essen Sie fünfmal am Tag Obst und Gemüse, die Hälfte davon roh. Wechseln Sie zwischen Farben und Sorten, dann sind Sie grundversorgt. Und: Holen Sie sich eine Extraportion an Lebensenergie aus der Apotheke.

Gewinnen Sie Lebensenergie

Die meisten Menschen begnügen sich mit 25 Prozent ihres möglichen Potentials an Lebensenergie, die sie durchs Essen gewinnen. Beachtet man den Eiweißspiegel, hebt ihn auf 8 Milligramm/Deziliter, dann hat man schon doppelt so viel Energie, läuft aber immer noch auf halber Flamme. Wenn Sie nun Ihren Obstkonsum anheben, dann landen Sie bei 75 Prozent. Und die restlichen 25 Prozent mehr Energie gewinnen Sie durch Vitalstoffe aus der Apotheke.

Vitalstoffe aus der Apotheke sind eine sinnvolle Ergänzung zur gesunden Ernährung.

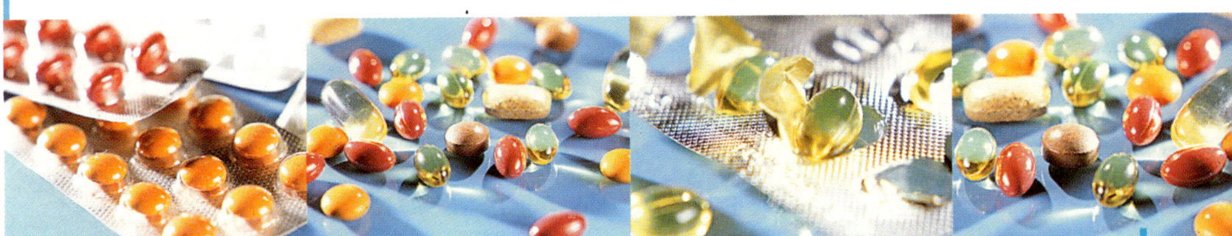

Hier wirken die einzelnen Vitalstoffe im Organismus

Wirkungsort	Vitamine	Mineralstoffe	Spurenelemente	Aminosäuren	Fettsäuren
Augen	Vitamine A, E				
Bauchspeicheldrüse			Chrom Selen		
Blut	Folsäure, Vitamin C	Eisen, Kalzium Magnesium, Phosphor	Kupfer, Mangan, Zink		
Darm	Beta-Carotin, Folsäure, Vitamin C				
Gehirn und Nerven	Beta-Carotin, Vitamine A, B_1–B_{12}, C, E	Natrium, Kalium, Magnesium, Phosphor	Selen, Kupfer, Zink	Histidin, Isoleucin, Phenylalanin, Taurin, Tryptophan	
Gelenke	Vitamine B_6, D, E		Schwefel, Fluor, Mangan		
Haare	Biotin, Vitamin B_6		Kupfer, Zink	Methionin, Cystein	
Haut	Pantothensäure, Beta-Carotin, Vitamine B_6, C, E, Niacin		Zink, Kupfer, Selen, Mangan, Schwefel	Cystein	Omega-3-Fettsäuren
Herz und Kreislauf	Beta-Carotin, Folsäure, Vitamine B_3, B_6, B_{12}, C, E	Natrium, Kalium	Selen, Chrom	Lysin, Threonin	Omega-3-Fettsäuren
Immunsystem	Pantothensäure, Vitamine B, C, E	Magnesium	Zink, Selen, Kupfer, Chrom	Lysin, Tryptophan, Valin	
Knochen	Vitamine C, D, K	Kalzium, Magnesium, Phosphor	Fluor, Zink		
Leber	Vitamine B, E			Taurin, Methionin, Karnitin, Lysin, Glycin, Glutathion	
Lunge	Beta-Carotin, Vitamin E				
Magen	Vitamin C				
Muskeln	Vitamine B_2, B_6, B_{12}	Eisen, Kalium, Kalzium, Magnesium, Phosphor	Kupfer, Mangan, Silizium, Zink	Histidin, Isoleucin, Leucin, Lysin, Methionin, Taurin, Threonin, Arginin	
Nägel	Biotin		Schwefel		
Niere	Vitamin B_2	Natrium, Kalium, Chlorid, Phosphor		Cystein	
Unterleib	Folsäure	Magnesium	Zink, Mangan		
Zähne Zahnfleisch	Vitamine A, C, D, E	Magnesium, Phosphor	Fluor		

Die Fett-Lüge: »Fett macht fett!«

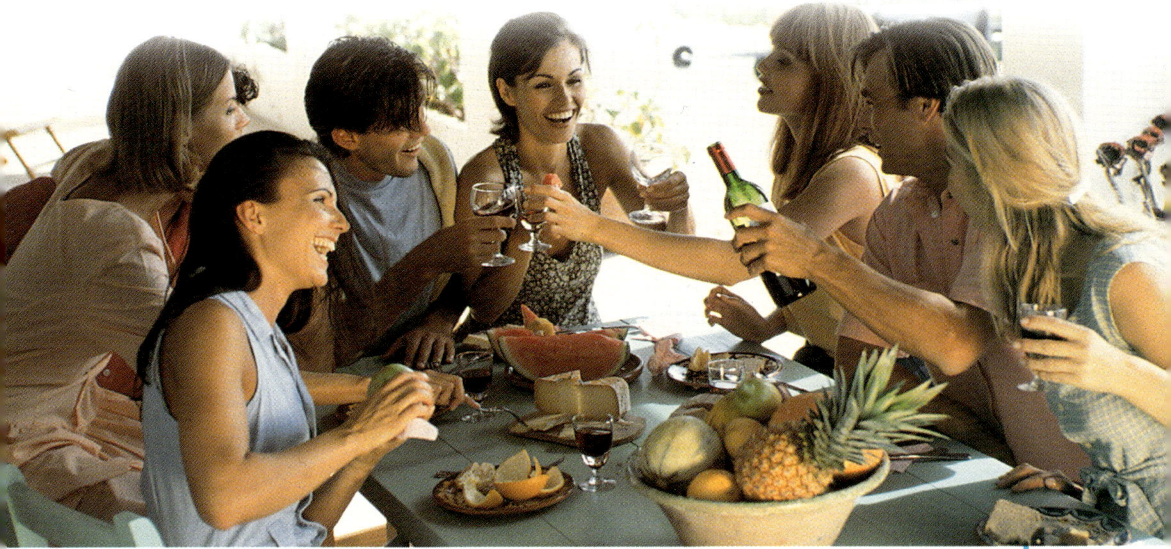

Obst und Gemüse in rauen Mengen, immer wieder ein Gläschen Wein und möglichst noch Olivenöl pur – wer sich daran hält, tut schon eine Menge für ein langes, gesundes Leben.

Fett ja! Aber das richtige

In Amerika gibt es einen traurigen Ort, der heißt Fat-City. Dort leben die Menschen, die ihr halbes Leben lang Diäten gemacht haben, Fett mieden und Light-Produkte aßen – und irgendwann, ziemlich schnell, 3 bis 7 Zentner wogen. Und jetzt versuchen diese Menschen in Fat-City gemeinsam mit Wissenschaftlern langsamer zuzunehmen.

In Italien gibt es einen fröhlichen Ort, der heißt Campodimele. Dort leben die Menschen, die schon morgens pures Fett zu sich nehmen: ein Glas Olivenöl. Diese Menschen sind schlank – und, weil sie uralt werden, verblüffen sie weltweit die Wissenschaftler. Lange hieß es: »Fett macht fett.« Nun sage ich Ihnen: »Ohne Fett keine Schlankhormone.« Wenn Sie Fette meiden, dann nehmen Sie zu. Denn ohne sie kommt der Energiestoffwechsel zum Erliegen. Das Fett bleibt auf den Hüften. Fett ist zwar ein Feind der Jugend – aber nur tierisches Fett aus Braten, Torten, Wurst und fettem Käse. Jedes Gramm tierisches Fett, das man nicht im Muskel verbrennt, lagert sich im Körper ein: An Hüfte und Bauch macht es schwerfällig und krank. In den Gefäßen führt es zu Arteriosklerose, Herzinfarkt und Schlaganfall. In den feinen Denkkanälchen im Gehirn macht es die Gedanken tranig, erstickt jeden Geistesblitz. Pflanzliches Fett dagegen sorgt für Jugend!

Die Forever-young-Garantie: Fett-Kalorien halbieren ...

Die Kalorienreduktion ist die effektivste Art, dem Herrgott ein längeres Mindesthaltbarkeitsdatum abzutrotzen. Am einfachsten und gesündesten ist es, die Fettkalorien zu reduzieren. Nehmen Sie künftig statt 142 Gramm nur noch 70 Gramm Fett auf, und zwar zum Großteil pflanzliches. Denn Sie brauchen Fett: Daraus bildet der Körper Hormone, es polstert Ihre Organe, hält die Zellwände und die Haut geschmeidig, schützt die Nerven, es transportiert die fettlöslichen Vitamine in Ihren Körper und trägt das Aroma.

Fett sparen geht ganz einfach ohne Fett-Tabellen zu wälzen: Meiden Sie tierische Fette in Form von Braten, Wurst, Sahne, Torten, Saucen, Butter, Fritierfett und Schmalz, und wählen Sie statt dessen magere Milchprodukte und Käsesorten.

> INFO

Was ist nun besser: Butter oder Margarine?

NATUR – also Butter. Aber in Maßen. Margarine sollten Sie vor allem in den USA meiden. Denn beim Härten von Pflanzenfetten entstehen Transfettsäuren, die so gefährlich sind, daß Sie sich im Grunde auch gleich einen Mix aus Gift und Cholesterin aufs Brot schmieren können. Transfettsäuren lassen die Adern verkleben, bombardieren Ihren Köper mit freien Radikalen und stehen in Verdacht, Krebs zu erregen. Die deutsche Margarine freut sich, viel weniger Transfettsäuren zu enthalten als ihre amerikanischen Schwestern. Achten Sie vor allem bei Fertigprodukten von Keks über Pizza bis Pommes auf die Aufschrift: »gehärtete Fette« – und lassen Sie den Gaumen von dem Gift.

... und auf mehr ungesättigte Fettsäuren achten

Olivenöl heißt das Geheimnis der vielen 100-jährigen im italienischen Dorf Campodimele: Dort kennt man kaum Herzinfarkt, kaum Krebs. Der Grund: Im Dorf der ewigen Jugend kocht man nicht nur mit Olivenöl, sondern man trinkt jeden Morgen ein Gläschen. Das grüne Gold des Mittelmeers beugt Krebs vor, enthält den Aderschutzstoff Vitamin E und einen hohen Anteil an Herzschützern, den einfach ungesättigten Fettsäuren. Sie sind essenziell, so wichtig wie Vitamine, und schenken Ihnen im Schnitt 20 bis 30 Lebensjahre.

Aber: Vorsicht vor mehrfach ungesättigten Fettsäuren

Sauerstoff macht alt. In seiner aggressiven Form, den freien Radikalen, die Zellen zerstört. Sauerstoff liebt Fett, macht es ranzig. Auch in Ihrem Körper. Am meisten liebt Sauerstoff die mehrfach ungesättigten Fettsäuren aus Sonnenblumen-, Soja- und Maiskeimöl. Diese wurden lange als gesund gepriesen und dann als Zeitbombe überführt. Denn sie oxidieren schnell. Oxidiertes Fett verwüstet andere Zellen im Körper, schädigt das Erbgut, begünstigt Krebs, löst Entzündungen aus, fördert Autoimmunkrankheiten, schlägt Kerben in Arterien, lässt Blut klumpen und schwächt das Immunsystem – in drei Worten: Es macht alt.

Tanken Sie Jugend mit Eiweiss

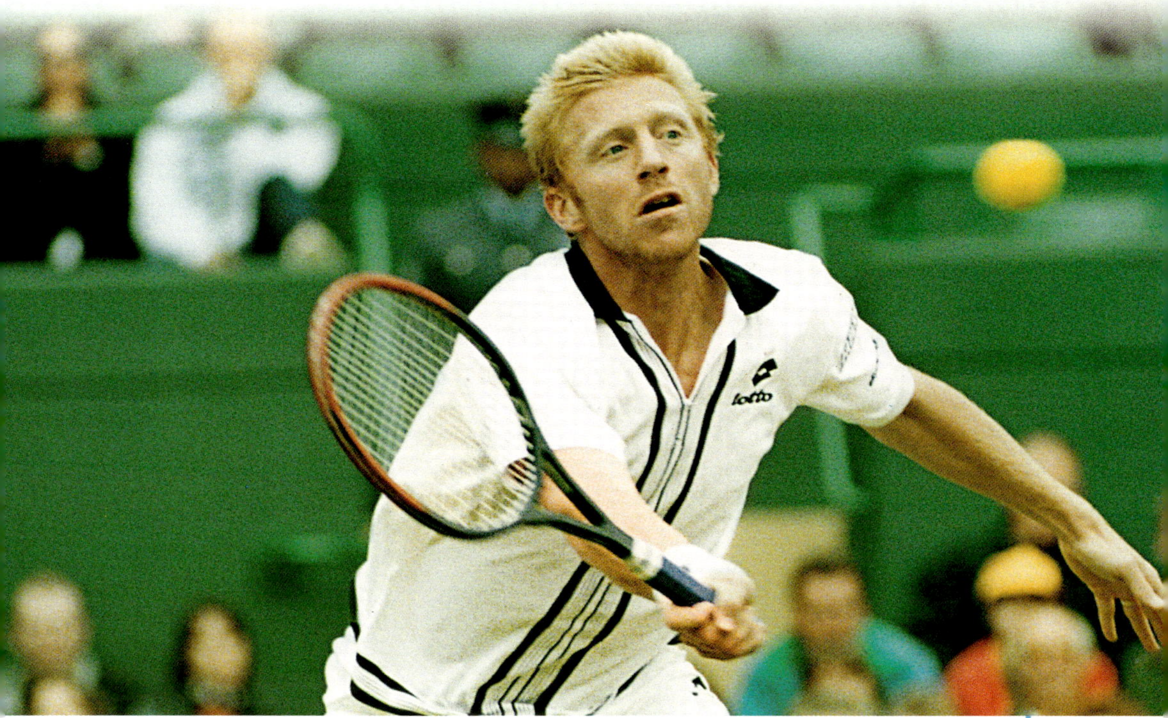

Eiweiß ist der Nahrungsbestandteil, der über gute Laune, ein starkes Immunsystem, jede Menge Power und Jugend entscheidet. Ein hoher Eiweißspiegel ist ein wichtiger Schlüssel zum Erfolg!

Ist zu viel Eiweiß schädlich?

Sie bestehen aus Eiweiß. Sie bestehen hoffentlich nicht aus Fett! Bei Frauen sollten 17, bei Männern 10 Prozent des Gewichtes Fett sein. Sie bestehen auch nicht aus Kohlenhydraten. Höchstens 1 Pfund Kohlenhydrate können Sie mit sich herumtragen. Ihre Knochen und Gelenke, Ihre Enzyme und Hormone, Ihre Muskeln und Ihr Blut, Ihr Immunsystem, ja sogar Ihre Gedanken und Ihre Glücksbotenstoffe bestehen aus 24 verschiedenen Eiweißbausteinen, den Aminosäuren. 10 davon sind essenziell, das heißt lebenswichtig wie Vitamine, weil der Körper sie nicht selbst herstellen kann. Sie heißen: Histidin, Isoleucin, Leucin, Lysin, Methionin, Phenylalanin, Tyrosin, Threonin, Tryptophan, Valin. Auf diese werden Sie im Laufe dieses Buches immer wieder stoßen.
An zu viel Wasser sterben Sie. An zu viel Salz sterben Sie. Millionen Menschen sterben jedes Jahr an zu viel Zucker: Diabetiker. Und Millionen sterben an zu viel Fett, weil Herz-

> **INFO**

Welchen Eiweißspiegel haben Sie?

IHR ARZT hat wahrscheinlich bei Ihnen schon mal ein Blutbild gemacht und unter anderem den Gesamteiweißgehalt bestimmt. Wie sieht es bei Ihnen aus?

Bei einem Bluteiweißgehalt von ...

- **8 Gramm/Deziliter fühlen Sie sich wohl, sind aktiv,**
- **7 Gramm/Deziliter geht es Ihnen ganz gut,**
- **6 Gramm/ Deziliter sind Sie müde, schlapp, ohne Energie.**

infarkt und Schlaganfall die Folgen sind. Aber in Deutschland ist noch kein Mensch an zu viel Eiweiß gestorben. Zu viel Eiweiß ist nur gefährlich, wenn man unter Eiweiß Braten, Steak, Wurst, also rotes Fleisch versteht. Rotes Fleisch liefert neben Eiweiß eben auch noch tierisches Fett, Arachidonsäure, Purine, Cholesterin – Substanzen, die die Entstehung von Herzinfarkt und Gicht mitverursachen.

Es kommt auf die Quelle an

Eiweiß steckt nicht nur im Braten, sondern auch in mageren Milchprodukten, in Hüttenkäse, Geflügel, Fisch, Pilzen, Getreide und Hülsenfrüchten. Davon essen die meisten »Zivilisierten« zu wenig. Das kann man im Blut messen. Denn bei den Reparatur- und Umbauvorgängen im Körper – durch ein aktives Immunsystem – gehen Ihnen täglich 50 bis 100 Gramm Eiweiß verloren. Die meisten Menschen in Deutschland haben einen Eiweißspiegel, der zwischen 6 und 7 Gramm/Deziliter herumdümpelt. Körper und Geist laufen auf halber Kraft. Die Knochen sind instabil, die Muskeln schwach, das Immunsystem eine Katastrophe, die Psyche labil, der Geist träge. Die Gewinner sind die, die einen hohen Eiweißspiegel haben. Sie heißen zum Beispiel Bill Gates, Joschka Fischer, Boris Becker, Michael Schumacher. Denn Eiweiß ist die Voraussetzung für Kreativität und Höchstleistung. Mit viel Eiweiß im Blut ist der Mensch wacher, alle Organe können maximal funktionieren, man kann sich besser konzentrieren, fühlt sich glücklicher. Denn auch die Glückshormone bestehen aus Eiweiß – Ihre Stimmung, die rosarote Brille, durch die Sie täglich die Welt betrachten.

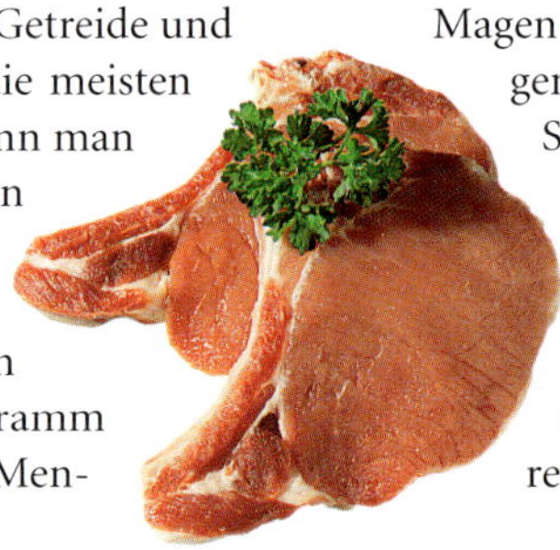

Wieviel Eiweiß brauchen Sie?

Sie brauchen mindestens 0,8 Gramm Eiweiß pro Kilogramm Körpergewicht täglich. Wenn Sie also 70 Kilogramm wiegen, dann sollten Sie Ihrem Körper jeden Tag mindestens 56 Gramm Eiweiß zuführen. Und doppelt so viel, wenn Sie Sport treiben, ständig unter Stress stehen, an einer Infektion leiden – oder einen niedrigen Eiweißspiegel haben. Nur: Was Sie oben reinstecken, haben Sie noch lange nicht im Blut. Eiweiß muss im Magen mit Unterstützung der Magensäure aufgeschlossen werden. Sind Sie aber über 40 Jahre, nimmt diese Säure ab: Sie nehmen von 56 Gramm Eiweiß nur 70 Prozent auf. Zudem muss das Eiweiß im Körper aus den Bausteinen, den Aminosäuren, zusammengebastelt werden,

Die essenziellen Aminosäuren

Aminosäure	Funktion	Bedarf*	Soll-Wert	Ist-Wert
Histidin	Wichtig für den Aufbau des sauerstoffübertragenden roten Blutfarbstoffes. Je mehr Histidin, desto leistungsfähiger sind Sie – körperlich wie mental. Reguliert Zellwachstum und Regeneration, erneuert also die Zellen. Wird in den Zellkraftwerken, den Mitochondrien, zur Sauerstoffübertragung und damit Kraftentfaltung benötigt. Biologischer Rückenwind.	0,9–2,2 g	60–114 mg/l	________
Isoleucin	Wesentlich für muskuläre Ausdauer. Gleichzeitig gehirnaktive Aminosäure. Bildet Neurotransmitter (Gehirnbotenstoffe) genau wie die beiden anderen gehirnaktiven Aminosäuren Tryptophan und Phenylalanin.	1,3–1,8 g	58–80 mg/l	________
Leucin	Wesentlich für muskuläre Ausdauer sowie für körperliche Ausdauerleistungsfähigkeit.	1,2–2,6 g	111–149 mg/l	________
Lysin	Stimuliert das Wachstumshormon, den physiologischen Jungbrunnen. Ist die wichtigste, da limitierende Aminosäure im pflanzlichen Eiweiß. Als Baustein des Karnitins, des Stoffes also, der Fett in die Zelle einschleust, ermöglicht sie überhaupt erst die Fettverbrennung. Stimuliert die Abwehr gegen Viren.	0,9–2,2 g	139–201 mg/l	________
Methionin	Wichtig für jeden Eiweißaufbau. Unabkömmlich in der Fettverbrennung und der Bildung von Hormonen. Wappnet die Abwehrkräfte.	1–2 g	25–33 mg/l	________
Phenylalanin	Ausgangssubstanz für die Bildung der Glückshormone wie Noradrenalin, ACTH und Endorphine. Somit wichtig für Ihre Stimmung.	1–2,2 g	51–61 mg/l	________
Taurin	Verbessert die Fettverbrennung um den Faktor 4. Entgiftet die Leber bei toxischer Überlastung, wie durch Alkohol. Blockt unangenehme Koffein-Nebenwirkung, beruhigt den Puls.	0,9–2,4 g	54–94 mg/l	________
Threonin	Wesentlich für die Weiterstellung der Blutgefäße und damit für die Durchblutung des Körpers, des Herzens, des Gehirns. Ein Mangel bedeutet fast immer enggestellte Blutgefäße, Müdigkeit bis hin zu Herzbeschwerden.	0,5–1,2 g	0,9 mg/l	________
Tryptophan	Ausgangssubstanz für Serotonin, das Chefhormon. Hormon der inneren Ruhe, der Ausgeglichenheit, des Glücks, Stressregulator. Bei Mangel Entwicklung von Depressionen bis hin zu Psychosen. Typischerweise vermindert bei überforderter Abwehr des Körpers (zum Beispiel bei Aids oder Rheuma). Schlüsselsubstanz für die Herstellung des Hormons Melatonin.	0,3–0,7 g	37–56 mg/l	________
Valin	Wichtig zum Aufbau eines aktiven Immunsystems.	0,7–1,8 g	207–277 mg/l	________

** Bedarf pro Tag / Berechnungsgrundlage: Erwachsener mit 70 kg Körpergewicht und einem Gesamteiweißbedarf von 0,8 bis 1,5 g pro kg Körpergewicht.*

Gute Eiweiß-Kombinationen

LEBENSMITTEL	BW
Ei & Kartoffel	136 %
Ei & Soja	124 %
Milch & Weizen	125 %
Ei & Milch	119 %
Milch & Kartoffeln	114 %
Ei & Mais	114 %
Ei & Reis	106 %
Bohnen & Mais	99 %

dazu brauchen Sie Zink. Das haben Sie zu wenig! Glauben Sie mir, ich messe das täglich. Sie bauen also aus den 56 Gramm Eiweiß nur die Hälfte in körpereigenes Eiweiß um. Darum ist es so wichtig, den Bluteiweißspiegel zu messen und gezielt Eiweiß zuzuführen. Auch die Menge an Aminosäuren – die Stoffe, aus denen Leistung, Laune und Leben sind – kann der Arzt im Blut bestimmen. Die Tabelle auf Seite 21 gibt Ihnen einen Überblick über Sollwert und Funktion jeder essenziellen Aminosäure. Tragen Sie in die Spalte »Ist-Wert« Ihren persönlichen Wert ein.

Wie können Sie Ihren Eiweißspiegel anheben?

Indem Sie alle 4 Stunden eine Portion Eiweiß ohne Fett essen. Ohne Fett, weil es die Eiweißaufnahme bremst. Alle 4 Stunden, weil der Körper zu viel auf einmal ausscheidet und damit die Nieren belastet. Haben Sie immer eine Buttermilch oder einen Kefir in der Nähe Ihres Schreibtisches, snacken Sie einen Hüttenkäse mit Kräutern, oder löffeln Sie einen Quark mit Früchten, shaken Sie sich einen Eiweißdrink. Mittags füllt ein Stück Geflügel, ein guter Fisch den Eiweißtank auf. Setzen Sie abends öfters mal Hülsenfrüchte auf den Plan.
Wichtig: 20 bis 40 Gramm Eiweiß kann man auf einmal essen – mehr soll man nicht. Unterstützen Sie Ihre Niere: Eine kräftige, putzmuntere Niere hat, wer ihr mit ausreichend Flüssigkeit beim Entgiften hilft – und beim Ausscheiden der vom Körper gerade nicht benötigten Eiweißbausteine. Deshalb: Trinken Sie 3 Liter pro Tag.

Die biologische Wertigkeit

Die Qualität eines Nahrungseiweißes hängt davon ab, wie gut der Körper daraus sein eigenes Material bilden kann: seine Muskeln, Hormone, Abwehrkörper, Glücksbotenstoffe. Das bestimmt der jeweilige Anteil an den 24 verschiedenen Aminosäuren, vor allem den lebenswichtigen. Experten messen die Qualität der Eiweißquelle als Biologische Wertigkeit (BW). Das wertvollste Eiweiß liefern Eier. Sie haben eine BW von 100 Prozent, Soja 81, Fleisch oder Geflügel hat 80, Milch 72, Bohnen 72, Mais 72, Reis 66, Weizen 47 Prozent.

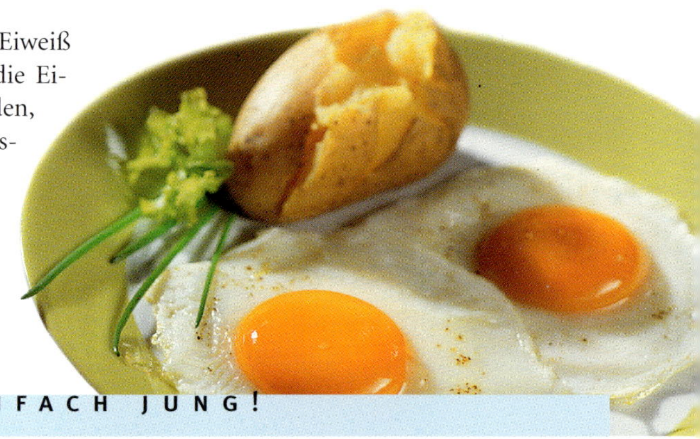

Hitliste der mageren Eiweißlieferanten

20 Gramm Eiweiß stecken in ...

3 Hühnereiern

Fleisch, Geflügel und Wurst

123 g magerer Geflügelwurst
80 g Hühnerbrust
100 g Kalbsfilet
80 g magerem Lammfleisch
80 g Putenbrust
100 g Rinderfilet
90 g Rinderlende
65 g Schinken ohne Fettrand
90 g Schweinefilet
80 g magerem Schweinefleisch

Fisch und Meeresfrüchten

200 g Austern
110 g Garnelen
100 g Heilbutt
125 g Hummer
120 g Kabeljau
130 g Lachs
70 g geräuchertem Lachs
120 g Langusten
110 g Makrele
100 g Sardine
120 g Scholle
120 g Seezunge
120 g Steinbutt
100 g Thunfisch

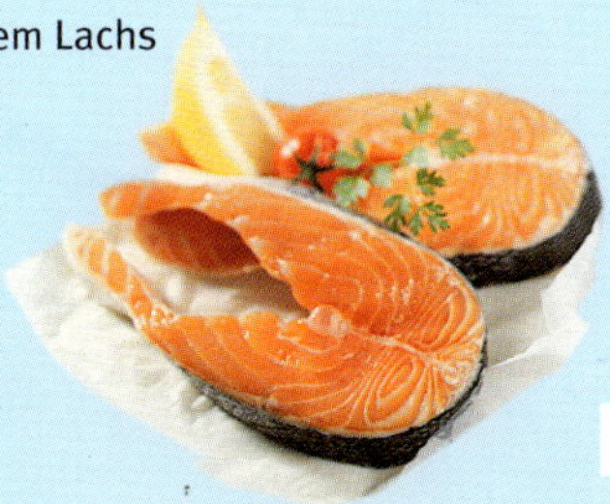

10 Gramm Eiweiß stecken in ...

1,5 Hühnereiern

Milch, Milchprodukten, Käse, Tofu

0,3 l Buttermilch
300 g Joghurt (1,5 % Fett)
75 g Frischkäse (20 % Fett)
0,3 l fettarmer Milch (1,5 %)
50 g Mozzarella
25 g Parmesan
75 g magerem Quark
37 g Romadur (20 % Fett)
38 g Schnittkäse (30 % Fett)
125 g Tofu

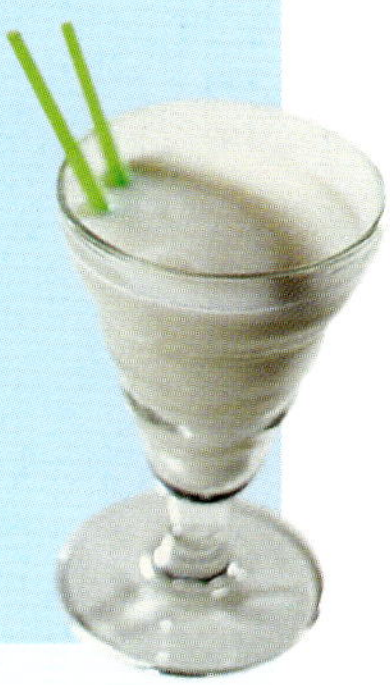

Getreide, Nüssen, Samen

60 g Cashewnusskernen
80 g Haferflocken
25 g getrockneten Keimen
100 g Knäckebrot
35 g Leinsamen
50 g Mandeln
135 g Naturreis
50 g Pistazienkernen
40 g Sonnenblumenkernen
100 g Vollkornmehl
125 g Weizenschrotbrot

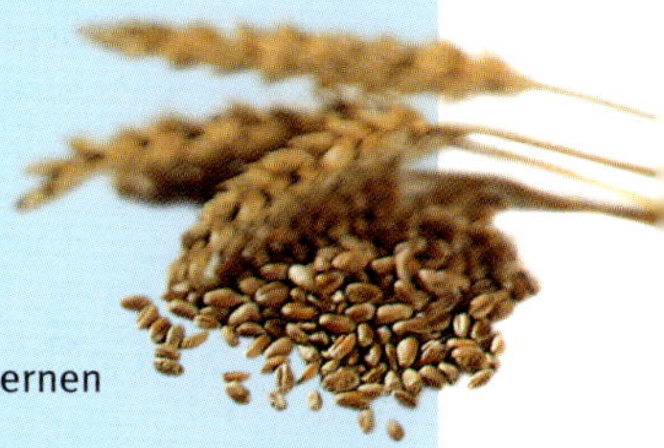

Gemüse

50 g getrockneten Bohnen
175 g Erbsen
500 g Kartoffeln
200 g Kohlgemüse

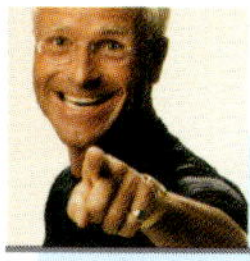

Mein Tipp für Sie

Augen auf beim Kauf von Eiweißkonzentraten

GUTE EIWEISSKONZENTRATE haben eine hohe biologische Wertigkeit von 100 bis 140. Das sollte auf dem Etikett ausgewiesen sein. Wenn die Proteine bei der Herstellung nicht erhitzt wurden, also nicht denaturiert sind, sind sie besonders leicht verwertbar. Besprechen Sie das mit Ihrem Apotheker. (Versandadresse für Eiweißpulver siehe Seite 124.)

Wer kombiniert, hat mehr davon

Sie können die BW einer Eiweißmahlzeit anheben, wenn Sie clever kombinieren. Weil sich dann das Verhältnis der Aminosäuren so ändert, daß der Körper mehr mit ihnen anfangen kann – mehr als mit dem Ei. Durch die Kombination von tierischem mit pflanzlichem Eiweiß (Kartoffeln mit Ei) oder von Getreide mit Hülsenfrüchten (Weizen mit Bohnen) steigt die BW auf über 100 an. Die hohe BW entsteht, weil sich die Aminosäuren der jeweiligen Lebensmittel ergänzen: So hat Getreide zum Beispiel wenig von den Eiweißbausteinen Lysin, Threonin und Tryptophan, die reichlich in Hülsenfrüchten stecken. Getreide versorgt dafür mit viel Methionin, das den Hülsenfrüchten mangelt. Gemeinsam sind sie stark.

Nützliche Eiweißkonzentrate

Endlich eine leichte Lösung, denken Sie: Eiweißkonzentrate löffeln, Gesundheit und Glück tanken? Keine Chance! Eiweißkonzentrate sind nur wertvoll, wenn Sie sie zusätzlich zur gesunden Ernährung einsetzen. Denn Sie brauchen die natürlichen Vitalstoffe der Lebensmittel, damit Eiweiß optimal verstoffwechselt wird. Nur dann machen Konzentrate Sinn. Ihr Vorteil liegt auf der Hand. Sie sind:

- **UNKOMPLIZIERT:** Shaken Sie sich täglich 2 bis 3 Eiweißdrinks (à 20 Gramm), und essen Sie 1 Apfel, 1 Banane dazu. Das ist einfacher, als sich im Büro dreimal am Tag Bohnen mit Reis zu kochen.
- **REIN:** Während Käse, Eier, Fleisch immer gesättigte Fette mitliefern, sind Konzentrate frei von den Altmachern. Sie liefern weder gichterregende Purine noch den Adernschadstoff Cholesterin.
- **LEICHT:** Um einen Bedarf von etwa 80 Gramm Eiweiß zu decken, müßten Sie 600 Gramm Quark essen, 1 Kilo Austern, 12 Eier, 4 Kilo Kartoffeln, 2 Kilo Erbsen oder 500 Gramm Hummer.
- **NATÜRLICH:** Zumindest natürlicher und für Ihren Stoffwechsel angenehmer als das Kohlenhydratpulver Mehl.

Powerdrinks aus Eiweißkonzentraten helfen, den Eiweißspiegel zu erhöhen.

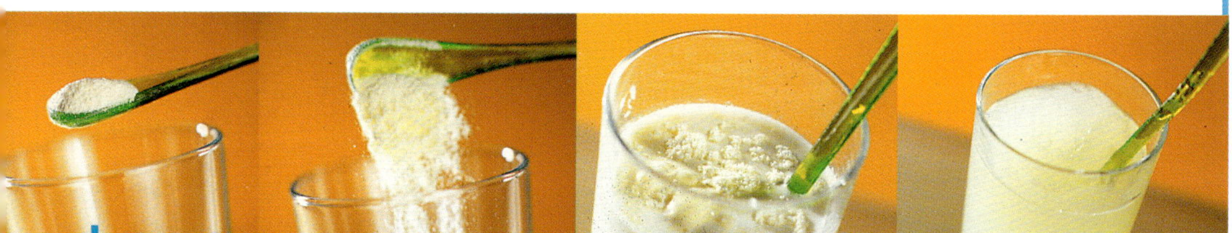

Zucker: Der Jugendfeind Nr. 1

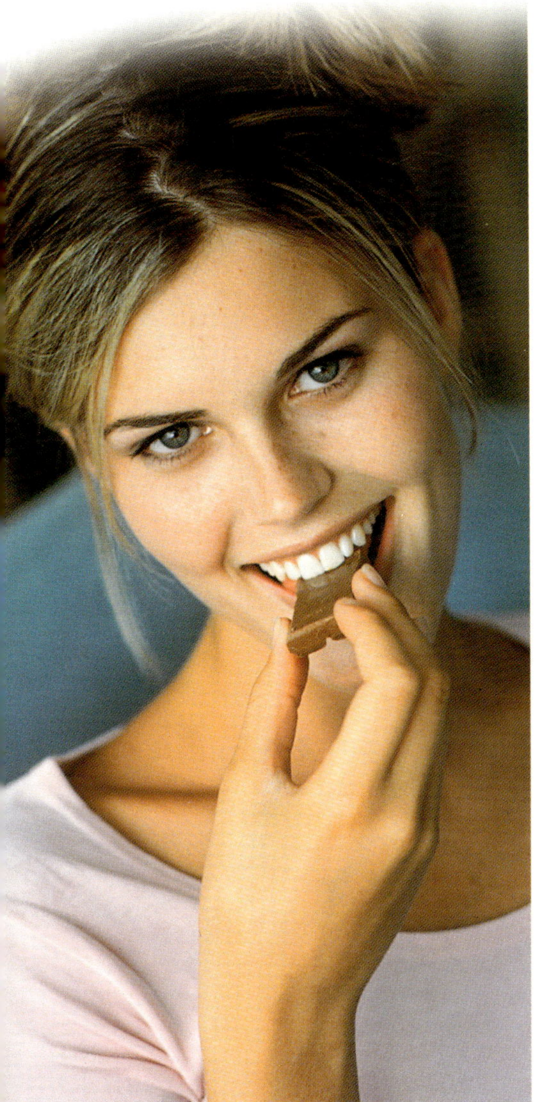

Zucker aus Schokolade ist unserem Körper zu schnell, Kohlenhydrate aus Obst und Gemüse sind dagegen genau sein Geschmack.

Kohlenhydrate: Nicht alle tun uns gut

Kohlenhydrate hat der Herrgott in alles gesteckt, was gesund ist: in Obst, Gemüse und Getreide. Damit das Gehirn auch immer genug Nachschub hat. Denn es ernährt sich nur von Zucker. Doch vor 200 Jahren hat ihm der Mensch ins Handwerk gepfuscht, Haushaltszucker und Weißmehl in alles gesteckt, was die Industrie für den Gaumen produziert: Cola und Kekse, Kuchen und Essiggurken, Ketchup und Tütensuppen, Saucen und Süßigkeiten, Brot und sogar Wurst. Von morgens bis abends erschrickt Ihre Bauchspeicheldrüse, wenn die fremden, neuen, schnellen Kohlenhydrate kommen – das dicke Ende: Übergewicht, Arteriosklerose, Diabetes und schnelles Altern.

Banden contra Pärchen oder Singles

Kohlenhydrate existieren als molekulare Singles, wie die Fruktose im Obst, die Glukose im Traubenzucker. Kohlenhydrate tauchen auch als Pärchen auf: Zwei Moleküle vereinen sich zur Saccharose, unserem Haushaltszucker, oder zu Laktose in der Milch. Und in der Kartoffel oder im Vollkornbrot verbinden sich viele Singles zu Polysacchariden, der Stärke. Ihr Körper unterscheidet, ob da jetzt eine Schar Singles oder Pärchen einfällt, oder eine Bande an Zuckermolekülen.

➤ Wenn Sie Obst essen, dringt die Fruktose vom Darm ins Blut und wird von der Leber erst einmal ganz gemütlich in Glukose, den für das Gehirn nötigen Blutzucker, umgewandelt. Das mag Ihr Körper.

> **INFO**

Das Auf und Ab des Blutzuckerspiegels

80 BIS 100 MILLIGRAMM Glukose schwimmen normalerweise in 100 Milliliter Blut: Wenn Sie ein Brötchen essen, steigt in den nächsten 30 Minuten der Blutzuckerspiegel an – auf 130 oder, mit viel Konfitüre, auf 180 Milligramm. Der Blutzuckerspiegel pendelt sich in den nächsten 90 Minuten wieder auf den Normalwert ein oder sinkt darunter. Denn Hormone schaufeln den Zucker aus dem Blut, zum Speicher in die Leber, zum Muskel oder zur Umwandlung in Fett auf die Hüften. Ihre Hormone regulieren den Blutzuckerspiegel zwischen 180 und 60 Milligramm. Zu viel Zucker im Blut schadet den Gefäßen und den Nerven. Und zu wenig Zucker im Blut macht Sie müde, zittrig und schwach.

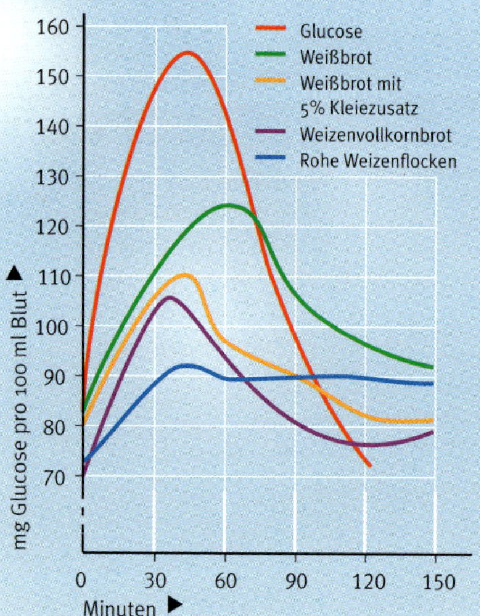

➤ Wenn Sie Kartoffeln oder Getreide essen, dann schneiden fleißige Enzyme im Darm die langen Ketten erst einmal klein, schälen sie aus den Ballaststoffen. Das dauert. Single für Single wird langsam ins Blut gelassen. Auch das mag Ihr Körper. Steigt der Blutzucker gemächlich an, schickt die Bauchspeicheldrüse eine kleine Einheit vom Hormon Insulin los. Das wacht darüber, dass das Gehirn genügend Zucker bekommt und nicht zu viel Glukose im Blut kreist.

Meiden Sie künstliche Kohlenhydrate

Die Kohlenhydrate, die der Mensch geschaffen hat, sind dem Körper zu schnell. Kaum essen Sie Zucker, Süßes, Weißmehlprodukte, polierten Reis oder trinken Limonade, haben die Verdauungsenzyme ein leichtes Spiel. Ungebremst von Ballaststoffen hacken sie das Weißmehl schnell klein, das Molekülpärchen Zucker (Saccharose) ist flugs getrennt, und eine Invasion der Singles überlistet die Türsteher im Darm. Sie dringen viel zu schnell ins Blut. Der Blutzuckerspiegel peitscht hoch, die Bauchspeicheldrüse erschrickt und schüttet eine ganze Armee Insulin aus. Das Blutzuckerhormon schickt sofort den Zucker zu den Muskelzellen oder baut ihn in Fett um – deponiert ihn auf den Hüften. Die Folge: Der Blutzucker sinkt zu tief. Dem Gehirn geht der Zucker aus, Sie werden müde. Weil der Blutzuckerspiegel unter den Ausgangswert sinkt, reagiert der Körper mit Heißhunger. Wer den ganzen Tag Süßes isst oder trinkt, zu Raffiniertem statt zu Vollkorn greift und Traubenzucker Früchten vorzieht, quält Körper und Geist ständig mit hohen Blutzucker- und Insulinspitzen.

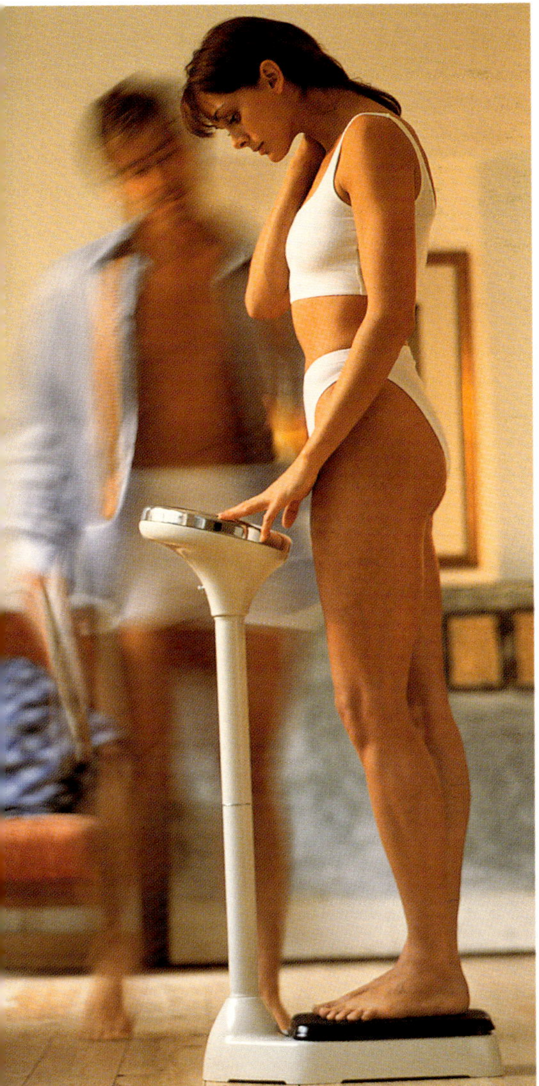

Wer nicht unter überschüssigen Pfunden leiden will, für den gilt: Finger weg von Zucker und fettreichen Nahrungsmitteln.

Greifen Sie zu den natürlichen Kohlenhydraten

Die Natur meidet Insulinspitzen. Schlank, jung und fit bleibt, wer zu Vollkornprodukten, Kartoffeln, Obst und Gemüse greift. Sie liefern natürliche Kohlenhydrate, die schlank halten und Heißhungerattacken vorbeugen: Der Insulinspiegel steigt nur langsam und kontinuierlich an. Und fällt in der Regel nicht unter das normale Niveau. Von natürlichen Kohlenhydraten kann man nicht dick werden: Jedes Gramm hat nur 4 kcal. Um diese im Körper in Fett umzuwandeln, muss der Körper sogar noch 1 kcal zuschießen.

Schlank ohne Kohlenhydrate?

Nein. Diäten, die dem Körper Kohlenhydrate verweigern, machen krank, alt und dick. Der Grund: Damit das Gehirn seinen Zucker bekommt, holt sich die Leber Eiweiß aus den Muskeln, dem einzigen Ort, wo in nennenswertem Maße Fett verbrennt. Sie nehmen zwar ab, aber nur pures Wasser, weil die Nieren es mit Salz ausspülen. Das Fett bleibt liegen. Kohlenhydratarme Diäten führen zu mehr Fett im Blut, das begünstigt Arteriosklerose und den Anstieg des Harnsäurespiegels. Die Folge: Gicht. Hinzu kommt, dass die Niere stark belastet wird.

Zucker lockt Dickhormone, schreckt Junghormone

Lebensmittel, die den Blutzuckerspiegel hochtreiben und viel Insulin locken, besitzen einen hohen glykämischen Index (GI). Spitzenreiter: Traubenzucker, Süßigkeiten, Bier,

> **Info**
>
> *Achtung Dickmacher!*
>
> DIESE KOMBINATIONEN machen zusammen dicker als jedes Lebensmittel für sich allein: Braten mit Knödel, Mischbrot mit Butter, Pommes mit Ketchup, polierter Reis oder Nudeln mit Sahnesauce, Kartoffeln mit Butter, Kuchen mit Sahne, Butter(brot) mit Marmelade, Leberwurst auf Mischbrot, Käse und Baguette, Brötchen mit Schnitzel, Hamburger, Currywurst mit Pommes.

Weißbrot, Kartoffelpüree und Cornflakes. Isst man solche Lebensmittel mit fettreichen Nahrungsmitteln, schickt das Insulin die Nahrungsfette direkt dorthin, wo wir sie nicht wollen: in die Fettzellen – und sperrt sie dort ein. Solange viel Insulin im Blut über den Energiestoffwechsel regiert, können die fettabbauenden Hormone nicht arbeiten. Das Fett bleibt in den Fettzellen eingesperrt. Das drückt den Waagenzeiger nach oben.

Zucker raubt Jugend und Energie

Wollen Sie jemanden im Golf schlagen, im Schach besiegen oder im Job ausstechen? Dann bieten Sie ihm einfach ständig Traubenzucker an. Steter Süßkonsum macht über kurz oder lang träge, lustlos und schlapp. Denn während Insulin darum bemüht ist, Fettberge zu horten, bremst der Körper auch die Powerhormone aus – sie dürfen nur arbeiten, wenn kein Insulin im Blut ist. Die wichtigsten Forever-young-Hormone können ihr Lebenswerk nicht vollbringen: Testosteron und das Wachstumshormon STH. Testosteron ist das Hormon, das für innere Dynamik und Power sorgt, das Hormon der Siegertypen. Das Wachstumshormon STH baut Fett ab und Muskeln auf. Beide Hormone verjüngen jede einzelne Ihrer Körperzellen (siehe ab Seite 59) – solange Sie keinen Zucker essen. Darum ist Zucker der schärfste Altmacher, den Sie kennen.

Insulinresistenz führt zu Diabetes

Wer viel Süßes isst oder trinkt, riskiert Diabetes. Denn die Bauchspeicheldrüse läuft auf Hochtouren. Dieser ständige Insulinreiz macht die Körperzellen müde. Wird der Körper unempfindlich gegen Insulin, muss er in seiner Not mehr produzieren, um den gefährlichen Zucker, der Nerven und Blutgefäße zerstört, in die Zellen zu schleusen. Und irgendwann sagen die müden Zellen: »Kennen wir schon!« und schlafen völlig ein. Der Arzt diagnostiziert: Altersdiabetes – heute auch schon bei Jugendlichen.
Insulinresistenz ist der Hauptfeind der zivilisierten Bevölkerung. Sie macht schnell dick und führt außerdem zu Arteriosklerose und Herzleiden.

Chrom schützt vor Insulinresistenz

Das Spurenelement Chrom kann die Insulinresistenz der Körperzellen verhindern. Führt man dem Körper Chrom zu, wirkt es sofort: Körperzellen reagieren wieder auf Insulin. Die Bauchspeicheldrüse reduziert seine Produktion, es wird weniger Fett in den Zellen eingesperrt. Viel Chrom steckt in Vollkorngetreide, Weizenkeimen, Pflaumen, Brokkoli, Nüssen, Bierhefe, Leber, Käse. Wer Übergewicht hat, sollte sich sein Chrom auf alle Fälle aus der Apotheke holen. Sprechen Sie einmal mit Ihrem Arzt darüber.

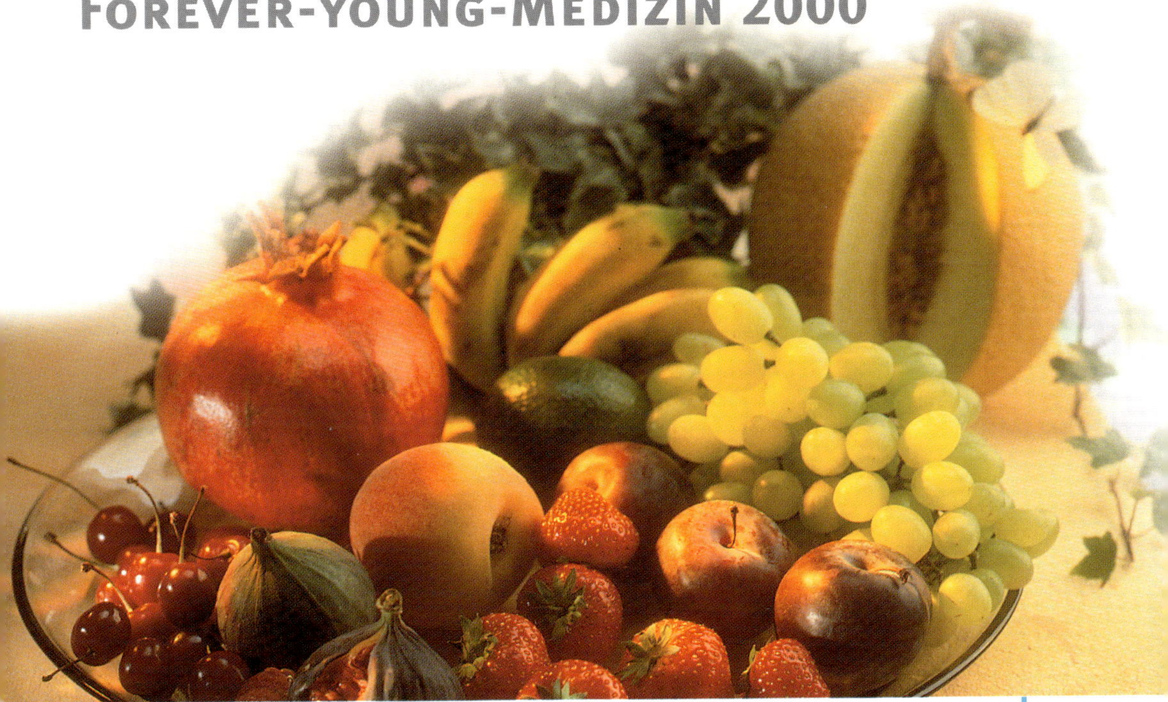

Das Geheimnis von Obst liegt in seiner bunten Mischung an Inhaltsstoffen, die unsere Körperzellen vor feindlichen Angriffen, zum Beispiel denen durch freie Radikale, schützen.

Das Geheimnis des Erfolgs: Obst & Gemüse

Als der Formel-I-Weltmeister Michael Schumacher in Monte Carlo der Weltpresse seinen neuen Ernährungsberater vorstellte, hielt er beide Hände über eine große Schüssel, gefüllt mit dem Geheimnis des Erfolges. Das Geheimnis der Menschen, die mit souveräner Leichtigkeit siegen. In der Schale war Obst. Einfach nur Obst.

Ein Affe, mit dem Sie sich durchaus vergleichen können, isst 12 Tage lang Früchte. Dann stürzt er sich eiweißhungrig auf Maden, Käfer und Insekten. Die Menschen auf Kreta machen es ähnlich: Sie essen täglich im Durchschnitt 650 Gramm Obst und Gemüse und am Feiertag einen Braten. Darum werden sie so alt.

Gemüse liefert neben gesunden Kohlenhydraten auch sekundäre Pflanzenstoffe (SPS) – die Medizin 2000. Weltweit tüfteln Forscher an den kleinen Arzneiwundern, die Pflanzen für uns bereithalten. 10.000, ja, manche schätzen sogar 30.000, verschiedene Biostoffe stecken in Gemüse und Obst. Und warten nur darauf, von den Forschern entdeckt zu werden. Warten Sie nicht, essen Sie Obst und Gemüse, damit diese Zauberstoffe in Ihrem

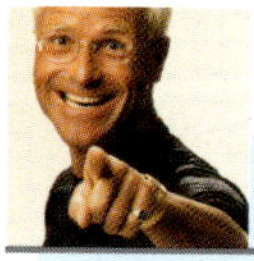

Mein Tipp für Sie

»Nein, meine Chemie, die ess ich nicht!«

DAS HÖRE ich häufig. Natrium und Chlorid ist Chemie, das gehört eigentlich in die Apotheke. Sie verwenden es täglich. Ganz natürlich streuen Sie es aus einem kleinen Fässchen in die Töpfe, über den Teller: Salz. Warum machen Sie das nicht mit Vitamin C ? Das ist ein Pulver. Streuen Sie es über Ihr Müsli, über Ihren Obstsalat. Salzen Sie mit Leben!

Körper ihren vielfältigen Schutz entfalten können. SPS killen Bakterien und Viren, beugen Krebs vor, vernichten freie Radikale und stärken unsere Abwehrkräfte. Zudem liefern Pflanzen hormonähnliche Substanzen, die vor Osteoporose (Knochenschwund), Herzinfarkt und Krebs schützen. Wer sich gesund ernährt, nimmt täglich etwa 1,5 Gramm an sekundären Pflanzenstoffen auf – Vegetarier doppelt so viel. Darum leben sie auch länger.

Die wichtigsten Gruppen der sekundären Pflanzenstoffe

➤ CAROTINOIDE geben Pflanzen ihre Farben. Das Gelborange der Möhre oder Aprikose und das Grün von Spinat oder Grünkohl schützen jede Zelle, indem sie freie Radikale vernichten. Sie helfen dem Herz, fördern das Immunsystem, bekämpfen Krebs. Das bekannteste Carotinoid ist Beta-Carotin, das im Körper nach Bedarf in Vitamin A umgewandelt werden kann.

➤ PHYTOSTERINE senken den Cholesterinspiegel, putzen die Blutgefäße und beugen Krebs vor. Zum Beispiel in Sonnenblumenkernen, Leinsamen, Weizenkleie, kaltgepressten Pflanzenölen.

➤ SAPONINE, die Bitterstoffe der Hülsenfrüchte, senken den Cholesterinspiegel und hindern Zellen am Wuchern.

➤ GLUCOSINOLATE tragen zum typischen Geschmack von Senf, Meerrettich, Brokkoli, Kresse und Kohlrabi bei. Sie killen Bakterien, beugen Infektionen vor. Durch den enzymatischen Abbau der Glucosinolate entstehen unter anderem Indole in Kohl, Rettich und Kresse. Sie senken das Brustkrebsrisiko.

➤ POLYPHENOLE schützen vor Krebs und Herzinfarkt, fangen freie Radikale, killen Viren. Sie sind unter anderem in Tee, Wein, Beeren, Gemüse, Obst und Getreide enthalten. Die Bioflavonoide sind eine Untergruppe der Polyphenole.

➤ BIOFLAVONOIDE neutralisieren schlechtes Cholesterin, halten das Blut flüssig, beugen Arterienverkalkung vor. Sie hemmen Entzündungen und verstärken die Wirkung von Vitamin C um das 30-fache. Sie stecken zum Beispiel in Kohl, Tomaten, Paprika, Möhren, Aprikosen, Zitrusfrüchten.

➤ SULFIDE stärken die Abwehr, indem sie den stärksten körpereigenen Entgifter unterstützen, das Glutathionsystem. Sie stecken vor allem in Knoblauch und Zwiebeln.

➤ TERPENE geben Früchten, Kräutern und Gewürzen ihr unvergleichliches Aroma. Sie blocken Krebs ab. Besonders wirksam sind sie in Zitrone und Pfefferminze.

➤ PROTEASE-INHIBITOREN sind Enzyme in Hülsenfrüchten und Getreide, die den Darm unterstützen und helfen, Dickdarm- und Leberkrebs vorzubeugen.

➤ PHYTO-ÖSTROGENE senken das Risiko, an hormonabhängigen Krebsarten wie zum Beispiel Brust-, Gebärmutterschleimhaut- und Prostatakrebs zu erkranken. Sie stecken vor allem in Soja und seinen Produkten.

Vitalstoffe: die Gewürze 2000

Ob Sie Eiweiß in Muskeln anlegen oder in guter Laune, ob Sie traurig sind oder vor Glück sprühen, ob Ihre Abwehrkräfte Viren erledigen oder die Waffen strecken, ob Sie ängstlich sind oder kreativ, ob Sie jung aussehen oder schnell altern – das alles bestimmen Vitalstoffe. Und wenn Sie den Vitalstoffhunger Ihrer Körperzellen nicht täglich stillen, verdorren sie wie die Blätter einer Eiche in der Wüste.

»Vita« kommt aus dem Lateinischen und bedeutet Leben. Kein Tier, kein Mensch kann leben ohne Vitalstoffe. Jedes der 13 Vitamine, jeder Mineralstoff, jedes Spurenelement und natürlich die immer stärker erfoschten sekundären Pflanzenstoffe nehmen in unserem komplizierten Zellhaufen namens Körper wichtige Funktionen ein. Vitalstoffe helfen beim Sehen, Riechen, Fühlen. Sie bauen Nährstoffe in Energie und Leistungskraft um. Sie stärken die Knochen oder das Herz, entgiften den Körper oder putzen die Gefäße, lassen die Nerven funken, die Hormone tanzen oder den Geist blitzen, sie bauen Muskeln auf, Fett ab. Sie schützen uns vor Umweltgiften und Mikroben. Fehlt nur ein Vitalstoff, bricht das komplizierte Regelwerk, der Stoffwechsel, für den sie ackern, in sich zusammen. Erst verliert man Vitalität und Leistungskraft, dann wird man krank.

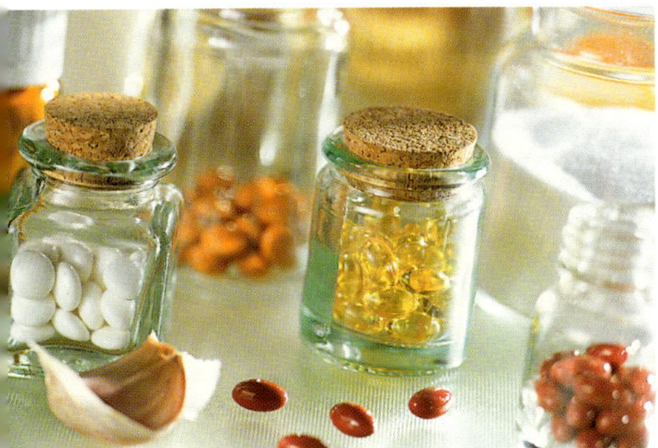

Gewürze 2000: Ausgetüftelte Vitalstoffkombinationen stecken in bunten, großen und kleinen Pillen aus der Apotheke.

Für Pillen-Skeptiker

Vor einigen tausend Jahren entdeckte der Mensch die Kraft der Gewürze. Er gab den Kümmel zum Kohl, weil er spürte, dass er dann besser verdaulich ist. Er wog Gewürze mit Gold auf, würzte mit Ingwer, mit Zimt, mit Pfeffer, mit Paprika, weil das seinem Körper in vielfältiger Weise gut tat: Es schmeckte, nahm das Völlegefühl, machte Appetit, lud den Körper mit Energie auf oder besänftigte die Seele. Der Mensch hatte durch das Feuer die Nahrung verändert und erkannte: Mit Gewürzen verträgt er diese neue Form der Nahrung besser. Wir leben nun im Jahr 2000. Wir haben unsere Nahrung verändert. Und wir merken: Wir brauchen eine neue Form von Gewürzen, um die veränderte Nahrung wieder besser zu vertragen. Um nicht unter der Last der Pfunde zu ersticken, nicht an Diabetes oder Herzinfarkt zu sterben.

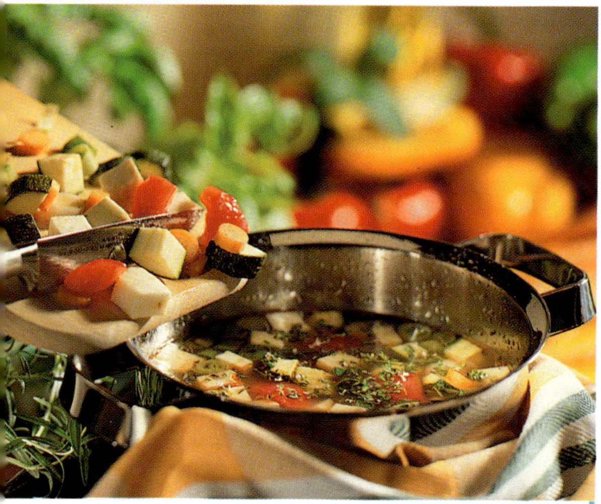

Vitalstoffe satt – das bietet die Mittelmeerküche dank ihrer vielen köstlichen Gemüsegerichte.

Vitalstoffe retten Leben

Götter sind unsterblich, und dann kommen die Kreter. Sie haben in Europa die höchste Lebenserwartung und kennen kaum Herzinfarkt und kaum Krebs. Kein Wunder: Aus den kretischen Töpfen kommen Vitalstoffe satt. Anders bei uns. Bei einem von fünf Sportlern stellt man Kaliummangel fest. 90 Prozent der Deutschen fehlt es an Chrom. Und drei von Vieren leiden unter einem Mangel an Zink und Selen. Weil Vitalstoffe aus unserer Nahrung ständig schwinden, tauchen immer mehr Krankheiten auf, die vermeidbar wären: Herz-Kreislauf-Leiden, Diabetes, Übergewicht, grauer Star, um nur einige zu nennen.
Übrigens: Seit die Amerikaner Vitaminpillen wie Bonbons schlucken, ist dort die Herzinfarktrate drastisch zurückgegangen. Allein die Häufigkeit der Krebserkrankungen könnte in Deutschland heute um 35 Prozent gesenkt werden – durch eine veränderte Ernährung und durch deutlich mehr Vitalstoffe.

Genug Vitalstoffe ohne Pillen?

Trotz weltweit tausender Studien, die das Gegenteil beweisen, empfehlen viele Ernährungsexperten immer noch: »Wer sich gesund ernährt, braucht keine Pillen.«
Um ohne Pillen die notwendige Vitalstoffmenge aufzunehmen, müssen Sie sich konsequent an folgende Regeln halten:

- täglich mindestens fünfmal Obst und Gemüse essen – frisch vom Biobauern oder aus der Tiefkühltruhe;
- täglich zwei- bis dreimal Rohkost essen;
- zwei- bis viermal (See-)Fisch pro Woche essen, je öfter, desto besser;
- Immer Vollkorn raffiniertem Getreide vorziehen;
- Zucker, Weißmehl und tierische Fette meiden. Sie liefern nur leere Kalorien und verschwenden Vitalstoffe im Stoffwechsel.
- Kantinen umschiffen, Gesundheit kocht dort nur selten mit.
- Fertigprodukte ade!

Wer tut das? Offensichtlich nur sehr wenige. Denn den meisten Deutschen mangelt es an Kalzium, Magnesium, Eisen, Jod, Selen, Zink sowie an den Vitaminen A, C, E und den meisten Vitaminen des B-Komplexes.

Das Pillen-Bewusstsein wächst
Jede dritte Frau und jeder vierte Mann in Deutschland nehmen Vitamin- und Mineralstoffpräparate. Das Problem dabei: Unser

Arzneimittelgesetz ist von 1960. Und in den Pillen, die in der Apotheke über den Tresen wandern, stecken oft nur Minimaldosen der Lebensretter: 150 Milligramm Vitamin C verhindern lediglich, daß einem durch Skorbut die Zähne ausfallen, schrecken aber den Schnupfenvirus nicht und beugen weder Cellulite noch Herzinfarkt vor. Über 12 Milligramm Vitamin E lachen die freien Radikale und vermehren sich fleißig. 1 Milligramm Beta-Carotin bremst keinen Tumor im Wachsen.

Wie kommen Sie an höhere Dosen?
Orthomolekularmediziner, die sich mit der vorbeugenden und heilenden Wirkung der richtigen (griechisch »orthos«) Moleküle (kleinste Bausteine) beschäftigen, raten zu höher dosierten amerikanischen Produkten – oder mehreren Vitamintabletten pro Tag. Gute Präparate können Sie sich vom Arzt verschreiben lassen. Das ist sinnvoll, weil Sie erst einmal Ihren individuellen Bedarf bestimmen lassen sollten. Sie können aber auch mit Köpfchen mehrere Präparate kombinieren – der Apotheker hilft Ihnen dabei gerne weiter. Doch in »Vitaminomanie« sollten Sie nicht verfallen und unkontrolliert alles schlucken. Denn dann können, ganz selten freilich, Vitalstoffe zu Gift werden – wie alles Zuviel im Leben.

Genug ist nicht genug

Sehen Sie »schnelles« Altern als einen Vitalstoffmangel der Zelle an. Glauben Sie nicht daran, daß Ihnen die Nahrung ausreichend Vitalstoffe liefert. Und betrachten Sie die Empfehlungen der Deutschen Gesellschaft für Ernährung als das, was sie sind: Mindest-

➤ INFO

Darum brauchen Sie Vitalstoffe aus der Apotheke

◆ **Wir verbrauchen** weniger Kalorien als noch vor 100 Jahren. Wir arbeiten mit dem Kopf, nur selten mit dem Körper. Wir brauchen also auch weniger Kalorien: mit weniger Kalorien nimmt man auch weniger Vitalstoffe auf.

◆ **Wir kochen,** braten und wir raffinieren. Wir entleeren unsere Lebensmittel. Die Natur hat es aber so eingerichtet, daß jeder Bissen genau die Menge Vitalstoffe enthält, die ein Lebewesen braucht.

◆ **Keine Antilope** zupft das Gras aus und lässt es 2 Wochen liegen, um es dann zu essen. Wir aber tun das. Vitamin C hat eine Halbwertzeit von 2 Tagen. Bleibt der Apfel, der Salat 2Tage liegen, steckt nur noch die Hälfte Vitamin C drin. Nach 1 Woche gar nichts mehr.

◆ **Wir ernten unreif:** In den letzten Reifungstagen entwickelt die Pflanze die Hälfte ihrer wertvollen Stoffe. Wer erntet schon seine Lebensmittel reif und isst sie gleich – so, wie es die Natur vorgesehen hat?

◆ **Monokultur,** Überdüngung, häufiges Ernten, saurer Regen – all das laugt den Boden aus. Im Boden findet man kaum mehr Mineralstoffe. Wo nichts ist, können sich auch die Pflanzen nicht mit Gesundheit vollsaugen.

◆ **Umweltgifte** wie Cadmium und Blei verbinden sich mit den wertvollen Vitalstoffen, so dass sie für den Körper nutzlos werden.

◆ **Wir brauchen** heute mehr Vitalstoffe als die Menschen vor 100 Jahren: Umweltgifte müssen im Körper unschädlich gemacht werden. Zu viel Zucker, zu viel Fett, zu viel Weißmehl verbrauchen in unserem Körper Unmengen an Vitalstoffen. Und auch Streß futtert Vitalstoffe weg.

➤ INFO

Internationale Einheiten

Häufig finden Sie auf der Packung von Vitaminpräparaten für die Vitamine A, D und E die Angabe »IE«. Dabei handelt es sich um eine Mengenangabe, die »Internationale Einheit«, die überall auf der Welt verstanden werden soll. Hier die Umrechnung:

VITAMIN	UMRECHNUNG
A	1 mg = 3333 IE
D	1 mg = 40 IE
E	1 mg = 1,49 IE

empfehlungen, die Mangelkrankheiten wie Skorbut, Beri-Beri oder Rachitis vorbeugen – aber nicht mehr. Doch Vitamine, Mineralstoffe und Spurenelemente müssen in unserer Zeit mehr leisten: Sie schützen uns vor Umweltgiften, beugen Zivilisationskrankheiten vor, bremsen das Altern aus, machen Leistung, gute Laune und Kreativität erst möglich. Und dafür müssen Sie in die Apotheke. Ich teile die Meinung vieler Orthomolekularmediziner: Das Nichteinnehmen bestimmter Vitalstoffe ist in unserer Zeit so schädlich wie das Rauchen. Verlieren Sie keine Zeit.

Starten Sie so bald wie möglich mit der zusätzlichen Einnahme jener Stoffe, die Sie vor dem Altern schützen. Manche ihrer segensreichen Wirkungen spüren Sie schnell: das Flottmachen der Immunzellen, gute Laune, mehr Vitalität. Doch bis sie die Gefäße putzen, Arteriosklerose rückgängig machen, ihre volle Wirkung als Krebsvorbeuger entfalten, das kann Monate dauern, ja sogar Jahre.

Machen Sie Vitalstoffe zu natürlichen Gewürzen

Nehmen Sie Ihre Zusatzvitamine immer zum oder nach dem Essen ein. Was die Natur ins Essen gemischt hat, hilft dem, was der Apotheker mixt, seine Wirkung zu entfalten.

➤ **VITAMIN C:** Streuen Sie Ihr Vitamin C übers Müsli oder den Obstsalat, rühren Sie es in Ihren frisch gepressten Orangensaft oder in Ihr Mineralwasser.

➤ **VITAMIN E:** Schneiden Sie die Vitamin-E-Kapsel auf, und geben Sie den Inhalt aufs Salatöl. Dann haben Sie einen natürlichen Vitamin-E-Salat mit 400 Milligramm des fettlöslichen Vitamins, das nachweislich das Leben verlängert.

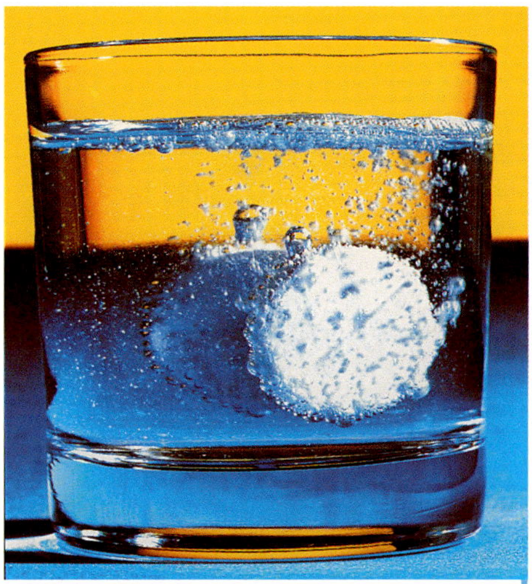

Täglich mindestens 1 Extraportion Magnesium zum Beispiel in Form einer Brausetablette hilft, den Bedarf zu decken.

➤ **Beta-Carotin:** Die Vorstufe von Vitamin A gibt es in Kapseln, in öliger Form oder als Pulver. Würzen Sie Ihre geraspelten Möhren mit 5 Milligramm. Beta-Carotin hat eine herrliche Sonnenfarbe: Rühren Sie es unter ein Fässchen mit frischer Butter.

➤ **Magnesium:** Geben Sie eine Brausetablette in Ihre Apfelschorle. Das fällt geschmacklich nicht auf. Oder, wenn Sie Pulver lieber mögen, streuen Sie sich Ihre tägliche Ration einfach über den Obstquark, ins Apfelmus.

➤ **Selen:** Gibt es in Selen-Trink-Ampullen. Das schmeckt nach gar nichts. Einfach ins Mineralwasser oder in Ihr Glas Milch drücken. Und schon haben Sie genug Selen.

➤ **Kalium:** Geben Sie zweimal pro Woche 1/4 Brausetablette (10 Millimol) in Ihre Johannisbeerschorle.

➤ **Vitalstoffampullen** mit 22 lebenswichtigen Vitalstoffen mit Sanddorngeschmack eignen sich gut, sie im täglichen Orangensaft zu genießen. Ein Geheimtipp. (siehe Kasten rechts).

➤ **Eiweisspulver:** Sie binden Ihre Saucen mit Stärke oder Mehl – auch nur Pulver. Tun Sie das doch mal mit wertvollem Eiweißpulver. Sie können es auch unter Kefir, Buttermilch oder Fruchtsäfte rühren.

Wie gefährlich sind Vitalstoffe?

Sicher, Sie können Vitamine überdosieren, beispielsweise die fettlöslichen Vitamine A und D. Die wasserlöslichen scheidet Ihr Körper aus, wenn er sie nicht braucht. Auch mit Spurenelementen und Mineralstoffen können Sie sich vergiften. Aber da muss man schon ziemlich dumm sein und Unmengen an Pillen schlucken. Glauben Sie mir: Eine reale Gefahr besteht nicht. Sonst gäbe es in den USA – im Land der Klagehungrigen – Milliarden-Dollar-Prozesse. Weil die ja riesige Vitamin-Shops haben, in denen man sich Plastiktüten voll Pillen kaufen kann.

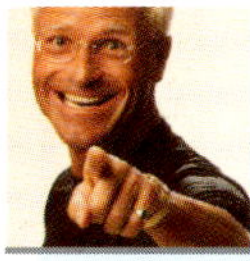

Mein Tipp für Sie

So sieht ein optimales Pillen-Päckchen aus

1 **Multivitaminpräparat**, 1 Multimineralpräparat. Je 1 Extrapräparat für Kalzium, Magnesium, Selen, Vitamin E, Folsäure, Vitamin C und eventuell 1 Präparat für B-Vitamine (Sportler, Stress) und Osteoporose-Prophylaxe (Kalzium, Vitamin D, Vitamin K_1). Zufuhr-Empfehlungen finden Sie auf der Umschlagklappe vorn. Übrigens: Eine optimale Vitalstoffversorgung kostet Sie etwa 5 Mark pro Tag. Wenn Sie das Kombinieren und die vielen verschiedenen Pillen satt haben, lassen Sie sich von Ihrem Apotheker ein gutes Kombi-Präparat empfehlen. Oder machen Sie's wie ich: Ich beriet mich mit meinem Apotheker und suchte einen Hersteller, der mir 22 Vitamine und Mineralstoffe in eine Ampulle mixte. Mit Sanddorngeschmack, passt hervorragend in meinen Orangensaft. Von dieser Ampulle nehme ich täglich drei. Meine Familie auch. (Bezugsadresse siehe Seite 124.)

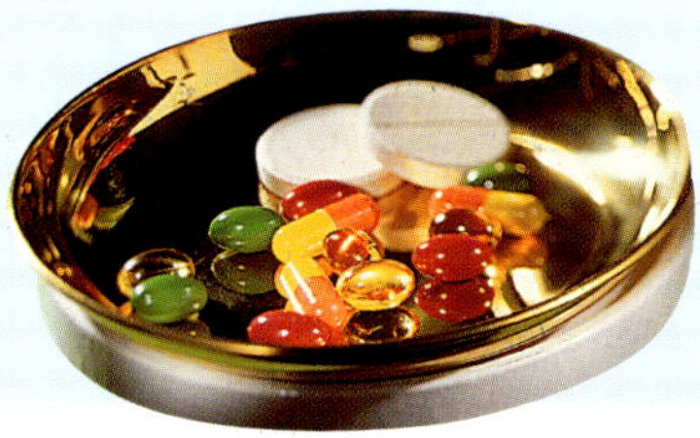

Die 13 besten TIPPS

FÜR DIE VITALSTOFF-VERSORGUNG

Eine Pille für alles gibt es nicht, man muss schon ein kleiner Einstein sein, um sich seine Vitalstoffdosis optimal zusammenzustellen. Die folgenden Tipps erleichtern Ihnen das Gespräch mit Ihrem Apotheker.

➤ 1. ACHTEN SIE AUF DIE ANGEGEBENE DOSIS

In frei verkäuflichen Präparaten zur Nahrungsergänzung finden Sie als Dosis meist die dreifache Menge der Empfehlung Deutschen Gesellschaft für Ernährung (US-Präparate sind höher dosiert). Vitaminpräparate, die als zugelassene Arzneimittel in der Apotheke angeboten werden, dürfen für bestimmte Vitamine oder Mineralstoffe eine Dosierung enthalten, die höher liegt als die der frei verkäuflichen Nahrungsergänzungsmittel.

➤ 2. KOMBINIEREN SIE GESCHICKT

Sie werden schwer eine Pille finden, die genau die Menge an Vitalstoffen enthält, die Orthomolekularmediziner empfehlen. Sie schaffen es nur mit Köpfchen und Kombinieren. Auf 300 bis 600 Milligramm Magnesium kommen Sie zum Beispiel durch 1 oder mehrere Multimineraltabletten à 50 Milligramm Magnesium und 1 zusätzliches Magnesiumpräparat mit 250 Milligramm. Vergleichen Sie die Mengenangabe in der vorderen Umschlagklappe mit den Angaben auf der Packung, und ziehen Sie das Wissen des Apothekers zu Rate.

➤ 3. GREIFEN SIE ZU EINEM MULTIVITAMINPRÄPARAT

Da Sie für Ihre Grundversorgung bis zu 3 Kapseln oder Tabletten täglich nehmen sollten, achten Sie darauf, daß Vitamin A und D nicht oder nur in geringen Mengen enthalten sind – die dürfen Sie nämlich nicht höher dosieren, als der Hersteller angibt. Denn Beta-Carotin in Kombination mit anderen Carotinoiden wie α-Carotin, Lutein, Lykopen ersetzt das Vitamin A. Und Vitamin D können Sie durch UV-Strahlen in der Haut selbst bilden. Sie brauchen es nur zur Osteoporose-Prophylaxe (siehe Tipp 6).

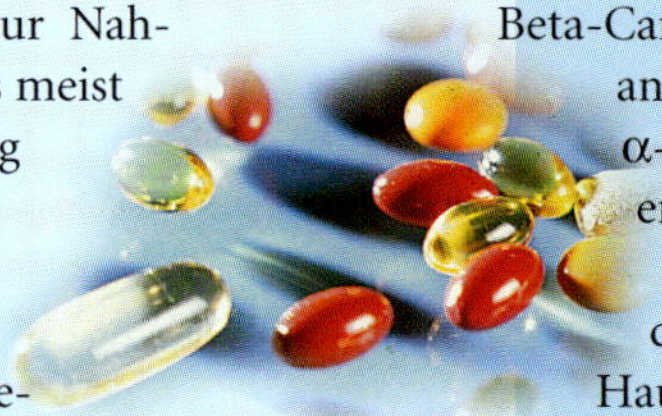

➤ 4. WÄHLEN SIE EIN MULTIMINERALSTOFFPRÄPARAT

Auch davon können Sie getrost 2 bis 3 Kapseln pro Tag zum Essen einnehmen. Sie können aber auch ein Multi-Vitamin-Mineralstoff-Präparat wählen. Es gibt allerdings nur wenige, die auch alle wichtigen Vitalstoffe enthalten.

➤ 5. BRAUSETABLETTEN, KAPSELN ODER AMPULLEN?

Entscheiden Sie ganz nach Ihrem persönlichen Geschmack: Nehmen Sie das, was Sie lieber mögen. Ihr Körper kann alles verwerten.

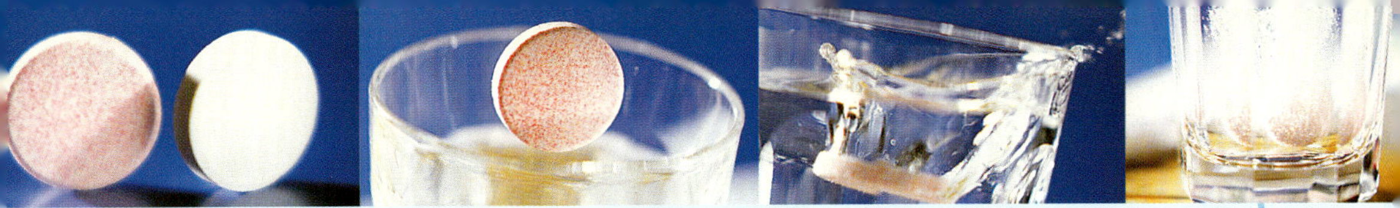

Vitalstoffe in Form eines Brausegetränks: Das ist die einfachste Art, den täglichen Bedarf zu decken.

➤ 6. Denken Sie an die Osteoporose-Prophylaxe

Frauen ab 40 sollten gegen den drohenden Knochenschwund ein Kombipräparat mit Kalzium, Vitamin D und K_1 wählen. Davon aber nur so viel, wie der Hersteller angibt.

➤ 7. Nehmen Sie eine Extraportion Folsäure

Frauen, die schwanger werden wollen, sollten 400 Mikrogramm Folsäure extra nehmen. Siehe auch Tipp 11.

➤ 8. Achten Sie auf das Anti-Aging-Vitamin E

Es ist im Multipräparat immer zu gering dosiert. Auch frei verkäufliche Vitamin-E-Kapseln dürfen weit über der offiziellen Empfehlung liegen, weil viele Studien zeigen: Vitamin-E-Prophylaxe ist sicher und wichtig. 400 Milligramm täglich schützen Ihre 70 Billionen Körperzellen.

➤ 9. Nehmen Sie Vitamin C mehrmals täglich

Sie brauchen 1 bis 3 Gramm. Günstig und magenfreundlich ist die gepufferte Ascorbinsäure. Nehmen Sie alle 2 bis 3 Stunden eine Messerspitze voll. Oder geben Sie bis zu 1/2 Teelöffel in 1 Flasche Mineralwasser. Auch gut: Wenn Sie Ihre 200 bis 500 Milligrammrationen mehrmals täglich in Form von Retardkapseln einnehmen. Der Körper nimmt das Vitamin C dann nach und nach auf.

➤ 10. Jogger und Denker brauchen viel B-Vitamine

Wenn Sie sportlich sehr aktiv sind, hilft Ihnen ein zusätzliches B-Kombipräparat mit B_1, B_2, B_6 und B_{12}. Das gilt auch für Schreibtischtäter mit starker Nervenbelastung.

➤ 11. Optimale Herz-Kreislauf-Prophylaxe

Es gibt Präparate, die enthalten Folsäure und dazu die Antioxidantien Vitamin E, Vitamin C, Selen und Carotinoide in Kombination. Das erspart Ihnen das mühsame Kombinieren vieler Einzelpillen.

➤ 12. Magnesium stärkt Ihre Nerven

Gibt's als Kapsel, Brause oder Pulver. Sie brauchen täglich 400 bis 600 Gramm. Besonders gut resorbiert wird Magnesiumcitrat/Maleat, eine Salzverbindung aus Zitronen- und Apfelsäure.

➤ 13. Nehmen Sie Kalzium nicht gemeinsam mit Magnesium ein

Kalzium hilft gegen Stress und stärkt die Knochen. Optimal sind Brausetabletten, um den täglichen Bedarf von 1 bis 1,5 Gramm zu decken. Kalizum und Magnesium benötigen vom Darm ins Blut das gleiche Transportschiffchen. Also: Morgens Kalzium, mittags und abends Magnesium nehmen, damit sich die beiden nicht in die Quere kommen.

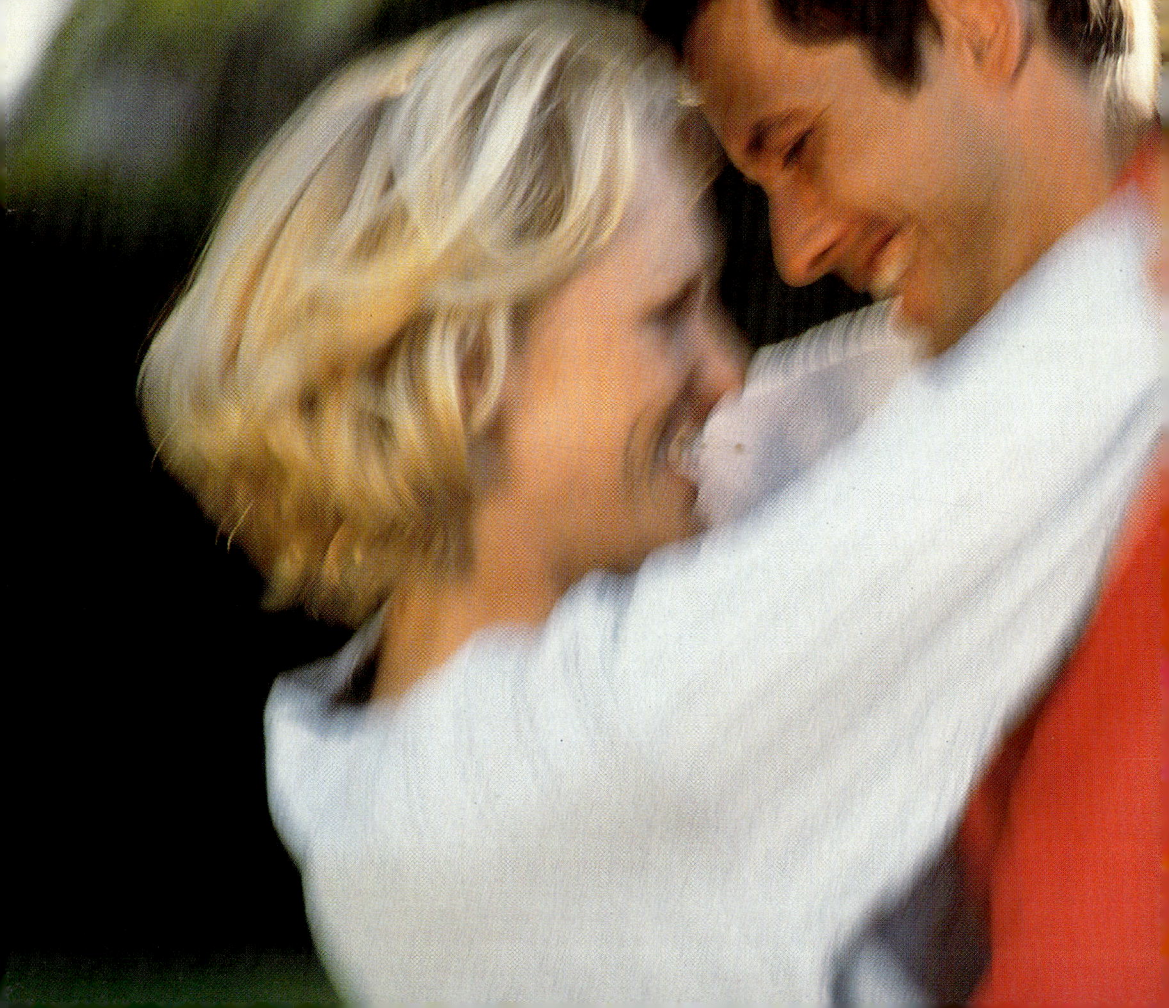

Süsse Anti-Aging-Medizin

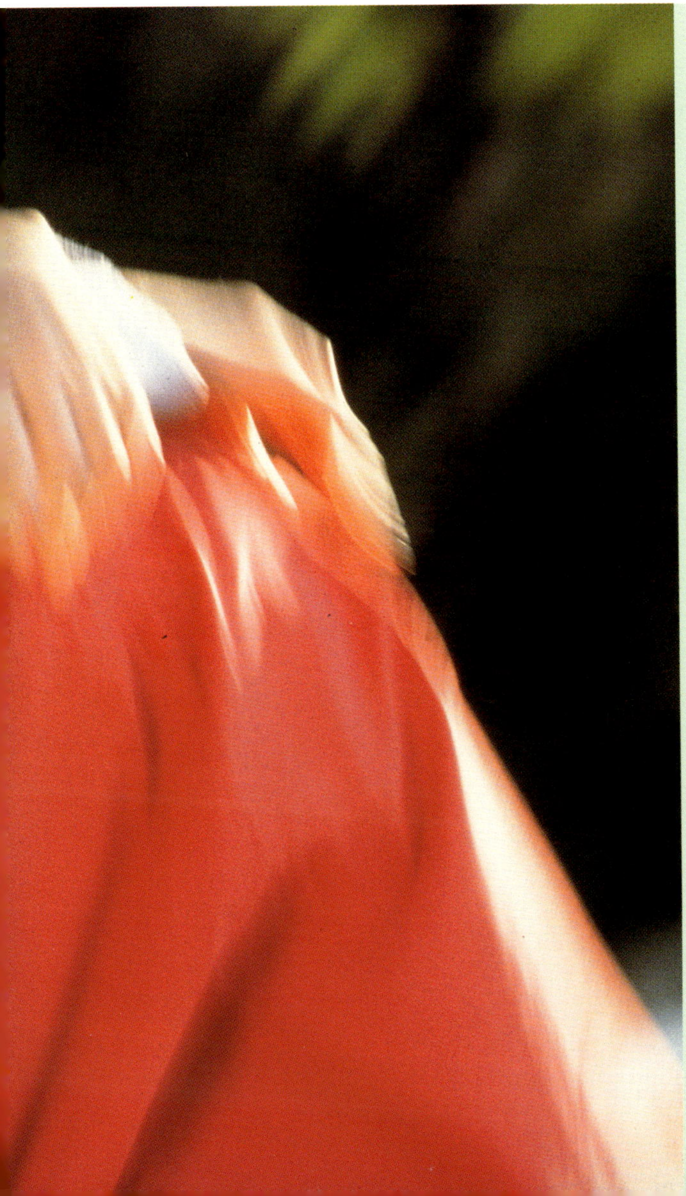

Sie haben vier Freunde in Ihrem Körper, die Sie jung halten, wenn Sie sie pflegen: Ihre Zellen, Ihr Herz, Ihre Hormone und Ihr Immunsystem. Wappnen Sie Ihre Körperzellen mit Antioxidantien, locken Sie mit Biostoffen Hormone, die Sie jung und dynamisch machen. Schützen Sie Ihr Herz und Ihre Gefäße. Und tun Sie vor allem auch etwas für Ihr Immunsystem. Denn je fitter Ihre Abwehrkräfte, desto jünger sind Sie.
Wie Sie Jahre gewinnen, erfahren Sie in diesem Kapitel.

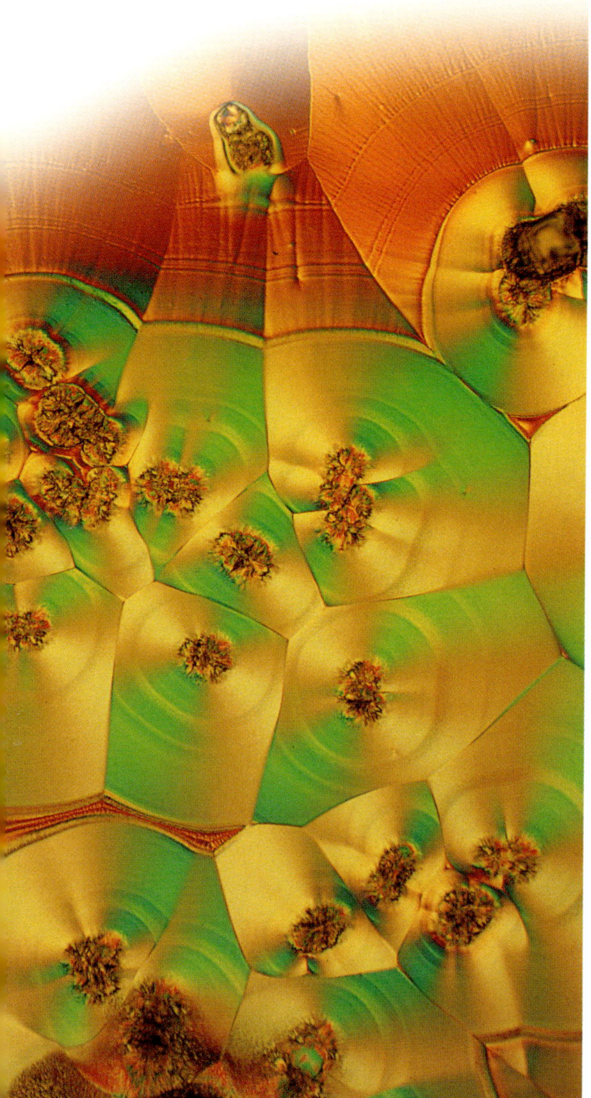

Unter dem Mikroskop betrachtet, entpuppt sich ein Vitamin-C-Molekül als wahres Kunstwerk der Natur: es bildet wunderschöne Kristalle.

Jungbrunnen der Körperzellen

Kennen Sie die Schleier-Theorie? Das ist das, an was die meisten Menschen glauben: Graue Schleier, die wie tief hängende Nebel über ihnen schweben, sinken und in sie kriechen. Dann werden die Menschen depressiv, traurig, ständig müde oder krank. Ich glaube nicht an diese Schleier-Theorie. Ich glaube an 70 Billionen Körperzellen und weiß, daß diese Bedürfnisse haben. Sie wollen ernährt werden, gehegt und gepflegt mit lauter kleinen bunten Molekülen, welche die Körperzellen glücklich machen können: den Vitalstoffen. Wenn Sie genügend bunte Bio-Moleküle in Ihrer Körperzelle sitzen haben, dann sind Sie wach, glücklich, fröhlich, kreativ, leistungsstark und gesund. Ich glaube nicht an die grauen Schleier, die über unseren Köpfen schweben und uns gegen unseren Willen überfallen. Ich glaube an Selbstverantwortung. An die richtige Ernährung.

Anti-Aging: Das steuert jede Zelle

Wenn Sie Ihre Körperzellen jung halten, dann können Sie sich mit 120 Jahren noch die Schnürsenkel selbst zubinden. Warum das so ist, verdeutlicht die Radikaltheorie – die erste Theorie, die das ungeliebte Phänomen »Altern« erklärt. Sie besagt, dass der Grund, warum wir mit den Jahren an Lebenskraft verlieren, in jeder einzelnen Zelle steckt, genauer: in ihren kleinen Kraftwerken, den Mitochondrien. Diese verbrennen Nährstoffe mit Hilfe von Sauerstoff. Dabei entsteht die Energie, die unser Leben speist. Doch als Abfallprodukt fallen sogenannte freie Radikale an, aggressive Sauerstoffmoleküle, die wild durch den Körper schwirren und als molekulare Terrorbanden alles zerstören.

Bremsen Sie wild gewordenen Sauerstoff

Einerseits sind freie Radikale überlebenswichtig, weil das Immunsystem sie zum Angriff schickt, um Feinde wie Krebszellen, Viren oder Bakterien zu vernichten. Andererseits richten sie sich auch gegen unsere Körperzellen. Freie Radikale sind der Hintergrund aller Prozesse, die wir Altern nennen:

> **INFO**
>
> ### *Freie Radikale bedrohen unsere Zellen*
>
> - Sie verursachen Arteriosklerose, die Grundlage für Herzinfarkt und Schlaganfall.
> - Sie verengen die Gefäße, erhöhen den Blutdruck.
> - Sie zerstören Bindegewebe, lassen die Haut schneller altern.
> - Sie schädigen das Erbmaterial, lassen so Zellen entarten, erhöhen das Riskio für Krebs.
> - Sie schwächen das Immunsystem und alle Organe.
> - Sie erhöhen das Risiko für Arthritis, Gicht, Rheuma.
> - Sie zerstören Nerven.
> - Sie schädigen die Augen, führen zu grauem Star.
> - Sie beschleunigen das Altern jeder Körperzelle, verkürzen die Lebenszeit.

Ob schrumpfende Haut, verfettete Arterien, Linsentrübung (grauer Star), Organe, die in ihrer Leistungsfähigkeit nachlassen oder die Degeneration des neuronalen Netzes, unseres Datenspeichers im Gehirn – mit den Folgen: erst Vergesslichkeit, dann Alzheimer. All das wird hervorgerufen durch freie Radikale. Sie fragen sich vielleicht, wie so winzige Partikelchen einem so großen Wesen wie dem Menschen schaden können? Den freien Radikalen fehlt in ihrer Struktur ein elektrisches Teilchen, ein Elektron. Dieses Elektron rauben sie jeder Substanz, auf die sie treffen. Wie im Schneeballsystem erzeugen sie dadurch immer mehr freie Radikale, die auf ihrem Streifzug durch den Körper alles verwüsten: Freie Radikale greifen die Schutzschicht um die Zellen an, dringen zu den Chromosomen vor und schädigen unsere Gene. Durch diesen Mechanismus wird Fett ranzig, zerfallen Eiweißstrukturen, entarten Zellen (so entstehen Krebszellen) oder sterben ab. Das ist Altern, das krank macht.

Ihr Körper schützt Sie

Keine Angst, Ihr Körper ist dem Angriff der freien Radikale nicht hilflos ausgeliefert. Sonst hätten Sie die Lebenszeit einer Eintagsfliege. Nur ein Beispiel, wie stark Ihr Körper für Sie kämpft: Eine Körperzelle entartet täglich viermal, theoretisch erkranken Sie jeden Tag viermal an Krebs – der Organismus repariert es. Der Grund: Die Natur hat den Menschen, hat Sie, ausgestattet mit einer schlagkräftigen Armee, die den freien Radikalen Einhalt gebietet – mit sogenannten Antioxidantien. Enzyme, Hormone, Vitamine und andere chemische Substanzen entschärfen den wild gewordenen Sauerstoff,

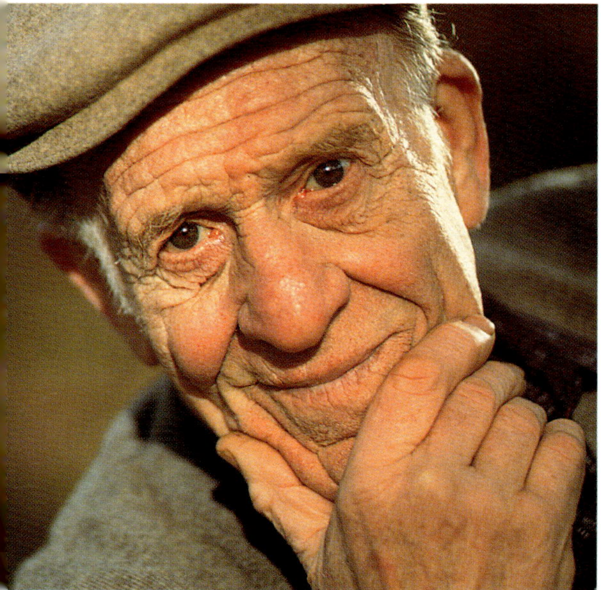

Wer sich mit lebenswichtigen Schutzstoffen versorgt, kann 120 Jahre alt werden – und dabei gesund bleiben.

indem sie ihm schnell ein Elektron zustecken, ohne selbst darunter zu leiden. Und: Sie reparieren den Schaden, den freie Radikale angerichtet haben: flicken Körperzellen und schleppen zerstörtes genetisches Material weg.

Lebensretter Antioxidantien

Rund 100.000 Angriffe freier Radikale muss jede Zelle täglich über sich ergehen lassen. Die Körperpolizei namens Antioxidantien kann 99,9 Prozent der Schäden reparieren. An den restlichen 0,1 Prozent stirbt der Mensch. Nach 120 Jahren. Wenn nicht genügend Antioxidantien ihre tägliche Arbeit verrichten, dann häufen sich mehr Zellschäden an, mehr Zellmüll, mehr entartetes genetisches Material.

Altern: Das Gegenmittel können Sie essen

Krankheit und Altern entstehen also aufgrund eines Mangels an Biostoffen. Gesundheit und Jugend können Sie folglich konservieren: Wer nicht will, daß freie Radikale Körperzellen verstümmeln, der schützt sie mit der Nahrung. Und da können Sie von den 100-jährigen lernen: Sie statten Ihren Körper mit lebensverlängernden Schutzstoffen aus. Die da heißen: Selen, Vitamin E, Vitamin C, Carotinoide, essenzielle Aminosäuren und Fettsäuren.

➤ INFO

Studien haben gezeigt, dass ...

- ◆ Vitamin-C- und E-Präparate die Sterblichkeitsrate an allen Krankheiten um 50 Prozent verringern.
- ◆ die Einnahme von Vitamin E das Risiko, an einer Herzkrankheit zu sterben, um 78 Prozent senkt.
- ◆ Menschen, die ausreichend Vitamin E, Provitamin A und Selen einnehmen, im Schnitt um 13 Prozent seltener an Krebs sterben.
- ◆ das Hautkrebsrisiko durch die Kombination Provitamin A-C-E sogar um 70 Prozent reduziert werden kann.
- ◆ ein einfaches Multivitaminpräparat die Anzahl an Infektionskrankheiten um 50 Prozent senken kann.
- ◆ das Risiko »grauer Star« sich mit Antioxidantien um 36 Prozent reduzieren lässt.
- ◆ das Risiko, einen Schlaganfall zu erleiden, durch die Einnahme von Antioxidantien um 50 Prozent sinkt.

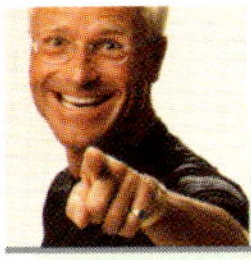

Mein Tipp für Sie

Lassen Sie Ihren Selenspiegel messen!

IST ER zu niedrig, also niedriger als 150–170 Mikrogramm pro Liter, dann schützen Sie sich am besten mit einem Nahrungsergänzungspräparat. Sie brauchen täglich 100–200 Mikrogramm Selen. Nur selten ist in einem Multipräparat genug von diesem Zellschützer enthalten. Wählen Sie deshalb ein Extra-Selenpräparat, eventuell kombiniert mit den anderen Antioxidantien.

Selen – Leibwächter von Zelle und Seele

Je älter Sie werden, desto weniger Selen haben Sie im Blut. »Aha!« müssten Sie nun sagen: »Selen hält jung!« In der Tat. Selen ist eine Waffe, die Viren vernichtet und freie Radikale zerstört, Krebs vorbeugt und auch noch fröhlich macht.
Sind Sie oft ängstlich, deprimiert, unsicher, müde? Dann ist es ziemlich wahrscheinlich, dass es Ihrer Seele an Selen mangelt. Denn von dem Mineral, das normalerweise im Boden steckt, ist in Deutschland kaum mehr etwas zu finden. Die Gletscher wuschen es vor 40.000 Jahren aus. Studien zeigen: Schon ein wenig zu wenig von diesem Spurenelement schlägt drastisch auf die Stimmung. Und eine kleine Portion Extra jeden Tag kann aus einem unsicheren Mauerblümchen eine sprühende Diva machen. Aus einem Miesepeter einen Sunnyboy. Aus einem langweiligen Deutschen einen feurigen Italiener – in Italien steckt übrigens noch Selen im Boden. Leider weiß man noch nicht genau, warum Selen so massive Auswirkung auf die Seelenlage hat, aber dass es als Antioxidans jede einzelne Zelle schützt, ist erforscht. Ärzte setzen es nun rund um den Globus ein, um Krebs (vor allem Haut-, Prostata-, Lungen- und Darmkrebs) vorzubeugen, Herzerkrankungen einzudämmen und das Immunsystem zu verjüngen. Laut US-Studien kann es sogar das Aidsvirus zügeln.

Jeden Tag ein Stück Kokosnuss

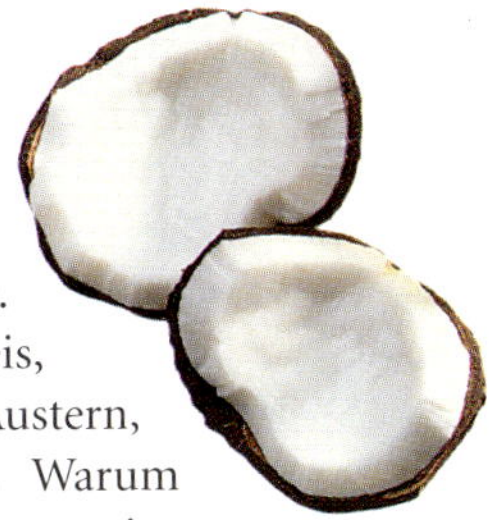

Selen steckt in Getreide, aber nicht mehr im Weißbrot. Essen Sie häufig Naturreis, Vollkornprodukte, Fisch, Austern, Knoblauch und Paranüsse. Warum sind die Menschen in den Tropen immer so fröhlich? Ganz einfach: Wer täglich ein Stück Kokosnuss isst, tankt seinen Tagesbedarf an Selen.

Vitamin E macht alles, was das Herz begehrt

Seit einem halben Jahrhundert wird an diesem Vitamin geforscht. Heraus kam: Es kann alles, was das Herz begehrt: Vitamin E hält jung, glättet Falten, putzt die Gefäße. Superstoff für Schlagzeilen lieferte vor nicht allzu langer Zeit ein Rattenversuch, der zeigte: Vitamin-E-Mangel macht Nager steril. Endlich hatte man ein Sex-Vitamin! Im Grunde sind solche Schlagzeilen aber völlig unnötig. Denn für Gesundheit, Wohlbefinden und Fitness gibt es kaum ein besseres Rezept als

Vitamin E. Es vermag das Herzinfarktrisiko um 40 Prozent, das Schlaganfallrisiko um 30 Prozent zu senken. Es verjüngt das Immunsystem von 60-jährigen um 30 Jahre und halbiert das Krebsrisiko. Wer unter Arthritis leidet: Vitamin E lindert Schmerz und stoppt die Entzündung. Dem grauen Star lässt es ebenfalls keine Chance. Und es zögert Alzheimer hinaus, hält das Gehirn jugendlich frisch. Weil Vitamin E als Antioxidans jede einzelne Zelle schützt.

Weizenkeimöl – oder Kapseln

Auch wenn Sie grundsätzlich gegen die Einnahme von Vitaminpräparaten sind, sollten Sie sich gut überlegen, ob Sie künftig auf eine Vitamin-E-Kapsel verzichten. Denn mit der Nahrung können Sie nicht genug Vitamin E aufnehmen. Es sei denn, Sie essen täglich 5000 kcal – in Form von Fett.

Wie viel Vitamin E brauchen Sie?
Vitaminexperten empfehlen täglich 400 Milligramm natürliches Vitamin E, 33-mal mehr als die Deutsche Gesellschaft für Ernährung. Nun können Sie es wie die Radsportler machen: die Weizenkeimölflasche ansetzen und das Fett in 8 Stunden herunterstrampeln. Wenn Sie sich aber an den Schreibtisch setzen, sollten Sie sich Vitamin E vielleicht doch lieber in der Apotheke holen.

Der Dritte im Anti-Aging-Bund: Carotin

Pflanzen leben von Licht. Sie wenden ihre Blüten stets der Sonne zu. Und sie kriegen trotzdem keinen Sonnenbrand und keinen Hautkrebs. Sie haben einen natürlichen Sonnenschutz: ihre Farben. Grüner Spinat, orangefarbene Möhren, gelber Kürbis schützen sich mit Carotinoiden. Und Sie auch. Die Farbstoffe der Pflanzen sind die modernen Jungmacher. Sie sitzen wie Vitamin E an jeder Körperzelle, machen freie Radikale unschädlich und schützen Sie vor Krebs. Carotine bewahren Sie davor, dass die Sonne Ihre Haut schrumpfen lässt, Ihnen Falten macht wie Luis Trenker.

Es gibt rund 600 Carotinoide

Wahrscheinlich kennen Sie das Beta-Carotin – die Vorstufe von Vitamin A – am besten. Aber das ist in Verruf geraten, weil es bei bestimmten Risikogruppen wie Rauchern oder Asthmatikern das Krebsrisiko erhöht. Grund: Wer zu viel Beta-Carotin aufnimmt, verdrängt die anderen Carotinoide an den Andockstellen der Zelle. Sie können ihre krebsschützende Wirkung nicht entfalten. Deshalb kommt es bei den Carotinoiden so sehr auf ihre Mischung an.

Nur Radsportler können sich genug Vitamin E aus Weizenkeimöl holen, ohne dabei zu verfetten.

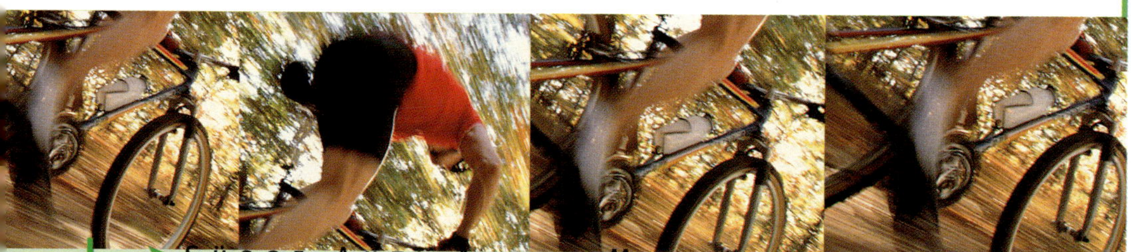

Treiben Sie es bunt

Essen Sie sich durch die kräftigsten Regenbogenfarben der Pflanzenwelt. Jede Pflanze liefert andere Carotinoide: Grünkohl und dunkelgrünes Blattgemüse versorgen beispielsweise mit Lutein und Zeaxanthin, die der Makuladegeneration (Erblindung) vorbeugen. Und das Lykopin der Tomate schützt vor Prostatakrebs. Wichtig: Kurzes, leichtes Kochen von Möhren oder Tomaten macht die Carotinoide für den Körper leichter zugänglich, langes Kochen zerstört sie.

Vitamin C – das Anti-Aging-Vitamin

Um eines hat uns die Evolution betrogen: um das Anti-Aging-Vitamin C. Jedes Tier, bis auf den Affen, das Meerschweinchen und die Fledermaus, produziert sein Vitamin C selbst. Und hat so ständig eine ausreichende Menge Gegengift im Blut, das Umweltschadstoffe, Viren und Bakterien vernichtet und freie Radikale entschärft. US-Vitamin-Forscher sind sich einig: Vitamin C kann das Leben um Jahre verlängern. Denn die Liste der Anti-Aging-Kräfte des Vitamin C ist lang: Es senkt hohen Blutdruck, weist Cholesterin in seine Schranken, verhindert die Oxidation von Cholesterin in seine bösartige Form, reinigt die Wände der Blutgefäße von Ablagerungen, stärkt das Immunsystem, mindert die Gefahr von Allergien wie Asthma, kräftigt Zahnfleisch und Bindegewebe, wehrt Augenkrankheiten ab, macht Spermien agil und beugt Krebs vor. Wie macht es das nur? Vitamin C ist ein wasserlösliches Vitamin und agiert im Blut und im wässrigen Bereich der Zellen. Es entwaffnet die freien Radikale, die dem Vitamin E und Beta-Carotin entwischten. Zudem erneuert es Vitamin E und das körpereigene Super-Antioxidations-System Glutathion in den Körperzellen (siehe ab Seite 49), damit sie ihre Schutzfunktionen wieder übernehmen können.

So finden Sie Ihre Dosis

Der Körper zeigt Ihnen ziemlich genau, wann er genügend Vitamin C im Organismus hat: mit Durchfall. Wenn Sie im Stress sind, viel rauchen oder eine Grippe naht, nehmen Sie jede Stunde 500 Milligramm Ascorbinsäure ein, bis Sie leichten Durchfall bekommen. Genau dann haben Sie Ihre Toleranzdosis aufgespürt, und alle Abwehrkräfte sind versorgt. Vitamin C ist übrigens das billigste Abführmittel der Welt.

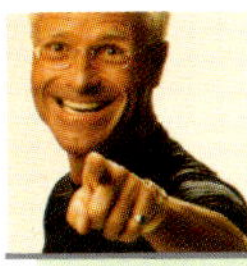

Mein Tipp für Sie

Täglich Vitamine

NEHMEN SIE täglich 1 Gramm Vitamin C, in Stress- und Erkältungszeiten 3. Aber: nicht mehr als 500 Milligramm auf einmal – zu viel wird ausgeschieden (siehe Seite 37).

SCHÜTZEN SIE Ihre Zellen mit 400 Milligramm Vitamin E täglich, es gibt Einzelpräparate, die annähernd so viel enthalten. Achten Sie darauf, dass auf der Packung »Alpha-Tocopherol« steht: dann handelt es sich um das wesentlich wirkungsvollere natürliche Vitamin E.

Die 10 besten TIPPS

So schützen Sie Ihre Zellen

➤ 1. Täglich Antioxidantien

Olivenöl und Nüsse (Vitamin E), Zitrusfrüchte und Paprika (Vitamin C), Salate aus Obst oder Gemüse (Carotine), Fisch und Kokosnuss (Selen) gehören häufig auf den Anti-Aging-Speiseplan.

➤ 2. Immer wieder Omega-3-Fettsäuren

Essen Sie 1 Portion Lachs oder dreimal Thunfisch pro Woche. Marinieren Sie Ihren Salat mit dem Omega-3-Lieferanten Hanföl.

➤ 3. Kalorien sparen

Je mehr Sie essen, desto mehr Nährstoffe werden in den Mitochondrien verbrannt, desto mehr freie Radikale entstehen.

➤ 4. Überwiegend vegetarisch essen

Vegetarier haben um 39 Prozent seltener Krebs, um 28 Prozent niedrigere Herzinfarktraten. Zweimal Fleisch pro Woche reicht.

➤ 5. Häufig Kohl und täglich Möhren

Das Indokarbinol des Kohls senkt das Risiko, an Dickdarm- oder Brustkrebs zu erkranken. 1 Möhre liefert genug Beta-Carotin, um das Lungenkrebsrisiko zu halbieren. Möhren geraspelt oder gekocht mit etwas Öl essen – so schützen sie am besten.

➤ 6. Lang leben Zitrusfrüchte

Sie liefern gleich ein ganzes Päckchen an altersbremsenden Antioxidantien mit: Carotinoide, Terpene, Flavonoide und Glutathion.

➤ 7. Tipp vom Kreter

Genießen Sie täglich Trauben, ihren Saft oder Wein. Trauben liefern Resveratol, es wirkt 300-mal stärker als Vitamin E.

➤ 8. Pasta mit Tomatensauce

Zwiebeln überzeugen mit Querzetin, das Krebs hemmt, weil es Bakterien, Viren und Pilze in die Flucht schlägt. Und das Carotinoid Lykopen der Tomate mindert das Krebsrisiko im Verdauungstrakt um 50 Prozent.

➤ 9. Rauchen: Nein danke!

Jeder Zug an einer Zigarette bedeutet 10.000 Angriffe auf die Zelle. Wenn Sie es nicht lassen können, wählen Sie »light«, und erhöhen Sie Ihre tägliche Antioxidantiendosis um 40 Prozent mehr Vitamin C und 50 Prozent mehr Vitamin E. Ihr Beta-Carotin sollten Sie sich nur aus Obst und Gemüse holen.

➤ 10. Radikale nicht fördern!

Stress erhöht die »normale« tägliche Radikaldosis auf das zehnfache. Eine falsche Ernährung (zu fett, zu süß, zu viel) lässt bis zu 40 Millionen Angriffe von freien Radikalen auf bestimmte Zellen zu.

Die Altersbremse: Ihr Immunsystem

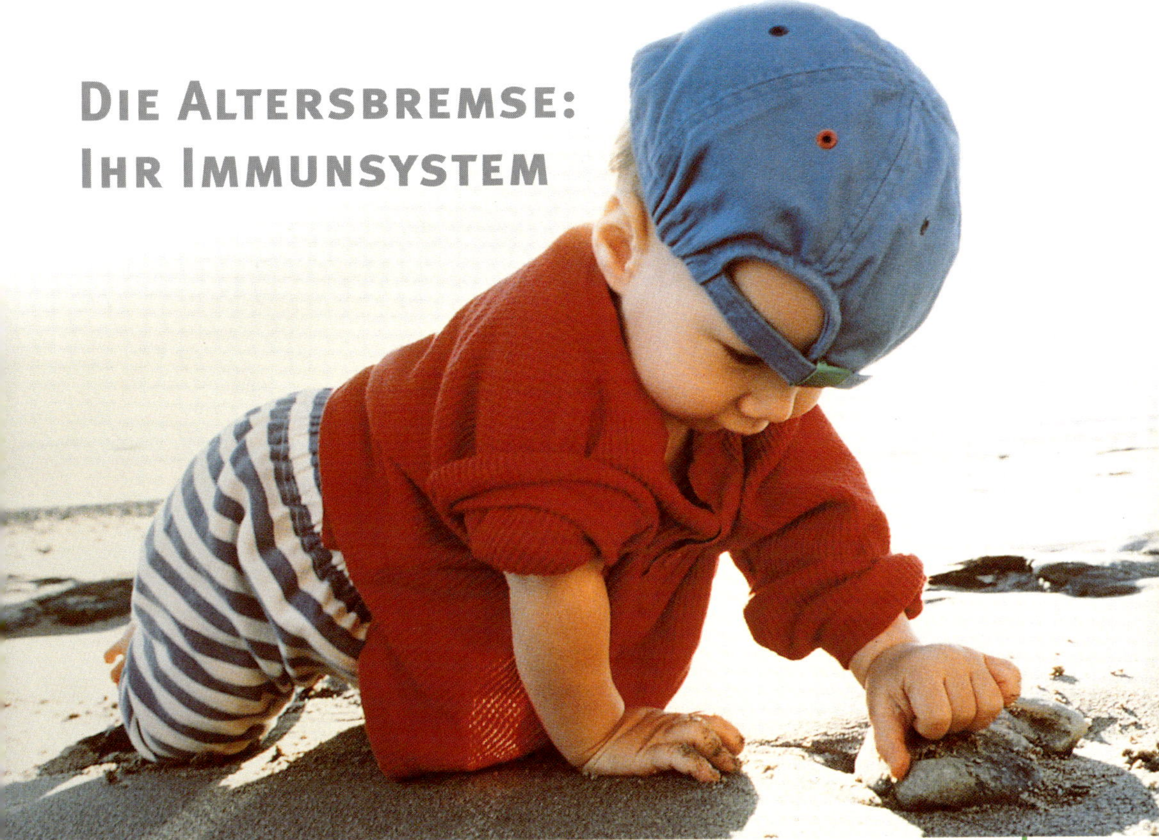

Wenn Kinder sich beim Spielen Sand in den Mund stecken, machen sie ihr Immunsystem mit ihm bisher fremden Keimen bekannt – und härten es dadurch ab.

Das Immunsystem muss seine Feinde kennen lernen

Kinder am Sandstrand stecken den Sand in den Mund. Die Mutter sagt »Bäh!« – und hat Unrecht. Kinder tun instinktiv das Richtige: Sie wecken ihr Immunsystem, machen es aggressiv, lebendig. Sie impfen ihr Immunsystem mit Schmutz (wie uns der Arzt mit toten, abgeschwächten Viren oder Bakterien impft). Denn erst wenn es sagt: »Hallo – den Burschen kenn ich schon!«, lauert es auf den Feind und streckt ihn schnell nieder. Der Grund, warum sogar seriöse Wissenschaftsmagazine schreiben: »Lasst Eure Kinder Schmutz essen.« Und der Grund, warum ich mich traue, beim Joggen aus dem Rhein-Main-Donau-Kanal zu trinken. Denn ist der Feind bekannt, produzieren Immunzellen ihre Antikörper. Diese heften sich sofort an den Eindringling, ummanteln ihn, so dass die großen Fresser (Makrophagen) ihn endlich verschlingen können. Das Wichtigste: Weiße Blutkörperchen notieren sich den Feind, füttern also das Immungedächnis. Für jeden

Feind, der irgendwann im Laufe des Lebens eindringt – vom Darmbazillus über den Schnupfenvirus bis zum Milzbranderreger – bildet der Körper Millionen verschiedener eigener Antikörper. Immer dann, wenn dieser Feind wagt, wieder aufzutauchen, wird er von der Armee geschulter Antikörper sofort vernichtet. Man ist immun.

Das Immunsystem ist Ihr Schicksal

Ihr Immunsystem: Das sind 1,5 Kilo Eiweiß, die Sie jung halten, gesund – und sogar fröhlich. Neue Forschungen zeigen: Immunzellen bringen nicht nur Krankheitserreger zur Strecke, sondern produzieren auch noch Endorphine, die körpereigenen Opiate, die uns von Kopf bis Fuß in Glücksgefühle tauchen und mit Fröhlichkeit überfluten. Wenn wir krank sind, werden wir traurig. Und Traurigkeit macht uns krank. Doch ab dem 30. Lebensjahr lassen die Aktivitäten der Schutzkräfte des Körpers nach. Man wird mit den Jahren anfälliger für Infektionen und Krebs. Das muss nicht sein. Denn Vitamine, Mineralien, Aminosäuren und essenzielle Fettsäuren können sogar ein (alters)schwaches Immunsystem wieder aufpäppeln.

So funktioniert das Immunsystem

Zwei Quadratmeter Haut bilden die erste, natürliche Barriere gegen Eindringlinge. Und 40 Quadratmeter Schleimhäute des Atemtrakts und 300 Quadratmeter des Magen-Darm-Trakts schützen Sie von innen gegen Attacken von Fremdstoffen! Bereits in den Schleimhäuten nisten Abwehrkräfte, die als Türsteher agieren. Nur die Bakterien, Viren, Parasiten, Chemikalen, die sie nicht abwehren können, dringen ins Blut. Doch dort erwartet sie eine weitere schlagkräftige Schutztruppe des Körpers: die weißen Blutkörperchen.

➤ INFO

Spezifische und unspezifische Abwehr

GROB KANN man unterscheiden zwischen spezifischer Abwehr (dem Kampf gegen den bekannten Feind) und unspezifischer Abwehr (dem steten Vernichten fremder Eindringlinge). Das Knochenmark bildet weiße Blutkörperchen (Leukozyten). Diese patrouillieren beispielsweise als Makrophagen (Fresszellen) durchs Blut, spüren Eindringlinge auf, verschlingen sie oder signalisieren dem Immunsystem: »Wir brauchen weitere Hilfe.« T-Zellen, von der Thymusdrüse geschulte Abwehrkräfte, eilen herbei. Sie bilden die zelluläre Abwehr, machen zum Beispiel Viren, die sich in der Zelle vermehren, schnell unschädlich. Während ihrer Arbeit geben die T-Zellen sogenannte Lymphokine ab, eine Gruppe von Botenstoffen, die andere Abwehrkräfte mobilisiert. Zum Beispiel die B-Zellen: das Gedächtnis des Immunsystems. Damit sie sich ein Bild vom Feind machen und beim nächsten Angriff schnell zuschlagen können.

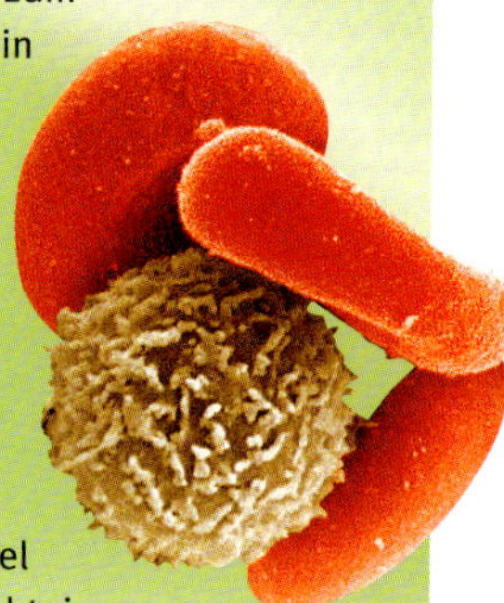

Stoff für Ihr Immunsystem: Glutathion

Wie schon gesagt, Ihr Immunsystem besteht aus 1,5 Kilogramm Eiweiß. Vor allem, wenn Sie krank sind, müssen Sie auf Ihr Eiweiß achten. Denn wenn sich in Ihrem Körper Viren vermehren und gleichzeitig die Abwehrschlacht tobt, verbraucht er bis zu 100 Gramm wertvolle Aminosäuren. Er verprasst den Stoff, aus dem die Abwehr ist: die weißen Blutkörperchen. Wenn Sie nun kein Eiweiß nachschieben, rottet Ihr Körper sein Immunsystem aus.

Glutathion: der Immunmeister

US-Forscher verhalfen Mücken zu einem 40 Prozent längeren Leben allein dadurch, dass sie ihnen Eiweißfutter gaben, das den Glutathionspiegel um 50 Prozent erhöht. Glutathion ist die schärfste und effektivste Waffe, die wir gegen freie Radikale und somit das Altern besitzen. Sie besteht aus drei Aminosäuren: Cystein, Glutamat, Glycin. Doch ab 40 nimmt die körpereigene Glutathionproduktion ab. Ein Hauptgrund für rasches Altern, denn Glutathion schützt jede Körperzelle, jedes Organ, jedes Gewebe – aber vor allem das Immunsystem. Viele Studien zeigen: Menschen mit einem hohen Glutathionspiegel leben länger, bekämpfen Krankheiten effektiver und schneller, genesen rascher. Sie leiden um ein Drittel seltener an Arthritis, hohem Blutdruck, Herzkrankheiten, Diabetes, Magenproblemen als Personen mit wenig von diesem Meister-Antioxidans.

➤ Glutathion hält die Abwehrzellen fit: Glutathion kann sogar ein altes Immunsystem verjüngen. Forscher stellten fest: Füttert man Immunzellen mit Glutathion, werden sie aktiver. Setzt man Immunzellen auf Glutathiondiät, dann stellen sie den Kampf gegen Viren und Bakterien ein. Ja, sie vernichten sich sogar selbst. Zwei von drei chronisch Kranken leiden unter Glutathionmangel.

➤ Glutathion beugt Krebs vor: Menschen, die sich von glutathionreichem Gemüse und Obst ernähren, erkranken seltener an Krebs.

➤ Glutathion macht oxidiertes Fett unschädlich: Oxidierte Fettsäuren verströmen freie Radikale, sind pures Gift für jede Zelle. Schon im Darm entschärft Glutathion die gefährlichen Fettsäuren.

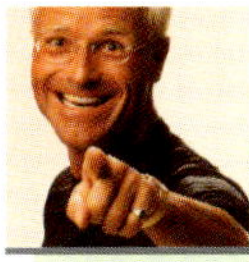

Mein Tipp für Sie

Achten Sie auf Glutamin

AM ALLERMEISTEN profitiert das Immunsystem von der Aminosäure Glutamin, sie kurbelt die Glutathionproduktion massiv an. Lymphozyten und Fresszellen können ohne Glutamin nicht arbeiten. Deshalb:

- Lassen Sie Muskeln nicht schwinden. Verlassen Sie den Sessel, werden Sie sportlich aktiv. Denn Ihr Muskel bildet Glutamin.
- Achten Sie zudem täglich auf ausreichend Glutamin in der Nahrung: Ei – ohne Dotter, Quark, Hüttenkäse, Fleisch, Fisch, Hülsenfrüchte, am besten mit Zitrone. Ihre Säure hilft Eiweiß zu verwerten.
- Oder wählen Sie ein Proteinkonzentrat mit einer biologischen Wertigkeit von 120 bis 140. Glutamin gibt's auch in Pulverform in der Apotheke: 5 Gramm täglich schützen Ihr Immunsystem.

Die 14 besten **TIPPS**

So wird Ihr Immunsystem perfekt

➤ 1. Übergewicht reduzieren, Muskeln fördern!

Zu viele Pfunde drücken die Abwehr runter. Muskelschwund ist für das Immunsystem eine Katastrophe. Denn im Muskel wird Eiweiß erzeugt – für das Immunsystem.

➤ 2. Negativen Stress meiden

Stress erhöht die Ausschüttung der Hormone Adrenalin und Cortisol und schwächt so das Immunsystem. Ähnlich zehren negative Gedanken, verhaltene Aggression, Zorn, Trauer, Verlustängste und Konflikte an Immunkräften.

➤ 3. Glück denken

Positives Denken stimuliert Ihre Immunzellen, Endorphine zu produzieren.

➤ 4. Laufen

Mangelnde Bewegung senkt die Abwehrkräfte. Ausdauerbewegung macht die Killerzellen bis zu 6-mal fitter. Wer täglich 30 Minuten joggt (Puls unter 130/140), läuft Erkältungen, chronischen Krankheiten, sogar dem Krebs davon.

➤ 5. Lachen

Lachen steigert die T-Lymphozyten und senkt das Stresshormon Cortisol um 50 Prozent.

➤ 6. Schlafen

Ein Teil der Botenstoffe, die für Tiefschlaf sorgen, machen Immunzellen fit.

➤ 7. Grünen Tee trinken

Menschen, die grüne Teepausen einlegen, erkranken signifikant seltener an Krebs.

➤ 8. Täglich Joghurt, regelmäßig Fisch

Milchsäurebakterien stärken Ihr größtes Immunorgan: den Darm. Omega-3-Fettsäuren im Seefisch halten Fresszellen fit. Auch hochkonzentriert in Kapseln: 1 Gramm pro Tag.

➤ 9. Haferflocken essen

Darin steckt Arginin. Diese Aminosäure stimuliert bei Krankheit das Immunsystem so stark, daß Sie viel schneller wieder gesund werden.

Laufen, Lachen, vernünftiges Essen und ein paar Extra-Vitalstoffe machen Ihr Immunsystem fit.

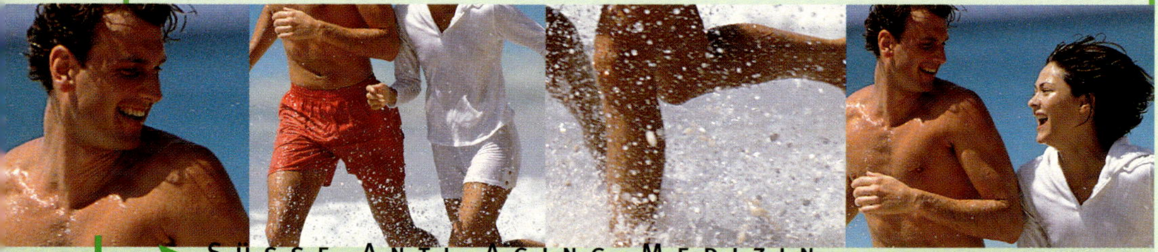

➤ 10. Multihilfe tanken

Eine einzige Multivitamintablette täglich verbessert die Schlagkraft Ihres Immunsystems um 64 Prozent, so Studien.

➤ 11. An Vitamine denken

Ein B_6-Mangel schwächt die Abwehrkräfte immens. Ab 40 verdoppelt sich Ihr Vitamin-B_6-Bedarf auf 20 bis 80 Milligramm. Studien zeigen: 5 Milligramm Beta-Carotin und 400 Milligramm Vitamin E täglich verzögern das Altern des Immunsystems. In Erkältungszeiten verkürzen 3 Gramm Vitamin C täglich eine Erkältung von 6 auf 4 Tage.

➤ 12. Chrom nehmen

Chrom steigert die Wirkung von Insulin. Insulin hält manche Abwehrkörper auf Trab. Achten Sie auf täglich 200 Mikrogramm Chrom.

➤ 13. Karnitin und Selen zur Stärkung

1 Gramm Karnitin täglich kann in Infektionszeiten als Nahrungsergänzung aus der Apotheke nicht schaden. Selen beugt Krebs vor, hindert Viren daran, im Körper bösartig zu werden. 200 Mikrogramm machen die Abwehr scharf.

➤ 14. Zink gegen das Vergessen

Ohne Zink kein Immungedächnis, keine flotte Abwehr, keine schnelle Wundheilung. In Erkältungszeiten: täglich 25 bis 50 Mikrogramm.

So kommen Sie an Ihr Glutathion

Meiden Sie Fett. Je fettreicher Sie essen, desto mehr Glutathion geht im Fettstoffwechsel verloren. Essen Sie Leben. Frisches Obst und Gemüse enthält zehnmal mehr davon als gekochtes. Reich an Glutathion sind: Brokkoli, Rosenkohl, Blumenkohl, Weißkohl. Diese Kreuzblütler regen zudem die körpereigene Produktion von Glutathion an. Viel steckt auch in Avocado, Wassermelone, Spargel, Grapefruit, Kartoffeln, Erdbeeren, Tomaten.

Glutathion schützt Ihre Chromosomen

Es gibt eine zweite Theorie, die das Altern erklärt: die Programmtheorie (zur ersten Theorie siehe Seite 40). Sie besagt, in jedem Lebewesen tickt eine innere Uhr; ist sie abgelaufen, stirbt es. Jede Zelle kann sich 100- bis 150-mal teilen, wird durch jede Teilung schwächer und stirbt am Schluss. So sterben täglich 600 Milliarden Zellen ab. Der junge Körper baut genauso viele wieder auf. Leider jedoch mit dem Alter immer weniger – und fehlen Biostoffe, erst recht. Das steckt dahinter: Unsere Lebensuhr tickt an den Endstücken der Chromosomen, den Trägern der Erbinformation. Dort stecken wie Schutzkappen auf dem Schnürsenkel Telomere. Jede Zellteilung wetzt diese ein Stückchen kürzer. Sind sie aufgebraucht, stirbt die Zelle. In Tierversuchen ist es oft gelungen, das Leben zu verlängern, indem verhindert wurde, dass die Telomere schrumpfen. Nach neuen US-Studien kann man das auch beim Menschen erreichen. Man muss nur mit Biostoffen aus der Nahrung die stärkste Waffe des Immunsystems jung halten: das Glutathionsystem. Es bremst das Schrumpfen der Telomere.

Kümmern Sie sich um Ihr Herz

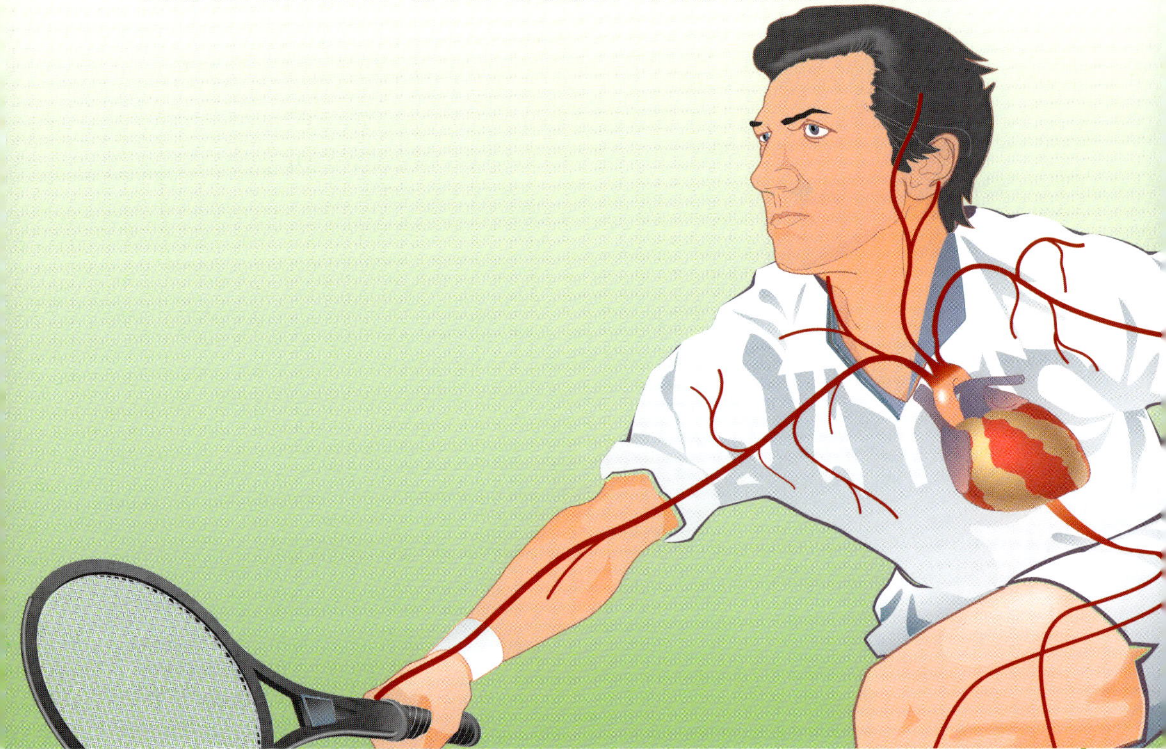

Ihr Herz schickt täglich 11.000 Liter Blut durch 240.000 Kilometer lange Pipelines. Wenn Sie es entsprechend warten, kann es das 120 Jahre lang tun.

Sie sind so jung wie Ihr Herz und Ihre Gefäße

Viereinhalb Milliarden Mal schlägt das faustgroße, 300 Gramm schwere Organ im Laufe eines 120-jährigen Lebens und pumpt Blut von den großen Arterien bis in die kleinsten Kapillaren, von der Haarwurzel bis zum großen Zeh. Das können Sie ihm erleichtern! Denn ein Herz ist nur so gut wie die Gefäße, die es mit Blut versorgen. Sind die Gefäße verfettet, verkalkt, verstopft, führt das zum Herzinfarkt. Das ist vermeidbar, wenn Sie das Rauchen einstellen, sich viel bewegen und auf ausreichend Herzschutzstoffe achten.

Stoffe, die Ihr Herz schützen

Das mysteriöse Coenzym Q_{10}

Coenzym Q_{10} verhält sich wie ein Vitamin. Es bekämpft freie Radikale und ackert vor allem dort, wo Leben entsteht: in den kleinen

Zellkraftwerken (Mitochondrien), die Nährstoffe in Energie umsetzten. Dort schürt es die Öfen an. Fehlt es, geht der Ofen aus, die Zelle stirbt. Vor allem im Herzen ist Q_{10} aktiv. Weshalb es viele Leistungssportler nehmen, um noch mehr Leistung zu bringen.
In einem Versuch gaben Forscher Labormäusen den vitaminähnlichen Stoff ins Futter, und sie lebten länger, besser, jünger, aktiver. Jungen Mäusen hilft das Q_{10} gar nichts. Aber älteren. So ist es auch bei uns Menschen. Denn ab 45 produzieren wir weniger davon.

Wie Coenzym Q_{10} wirkt
Dem alternden Herzen (um die 45 Jahre) geht das Pseudovitamin langsam aus. Darum hat sich Q_{10} vor allem in der Herzforschung einen guten Namen gemacht: Es senkt den Blutdruck, verhindert, daß das LDL-Cholesterin bösartig wird (also oxidiert), verbessert die Herzfunktionen und lässt unseren Lebensmotor länger, kräftiger, gesünder schlagen. Übrigens: Q_{10} bremst auch sonst das Altern, weil es das Immunsystem stärkt.

Wie kommen Sie an Coenzym Q_{10}?
Essen Sie fetten Fisch: Makrele, Hering, Lachs, Thunfisch. Allerdings: Sie müssen 3 Pfund Heringe vertilgen oder 4 Kilo Erdnüsse knabbern – für 100 Milligramm Q_{10}. Leichter ist es, wenn Sie sich aus der Apotheke eine Coenzym-Q_{10}-Kapsel (100 Milligramm), die auch Öl enthält, besorgen.

Verwöhnen Sie Ihr Herz mit Folsäure

Folsäure macht Homocystein unschädlich. Dieser Stoff ist im Grunde harmlos, weil er im Körper sofort zu Eiweiß abgebaut wird – aber nur, wenn genügend Folsäure zur Verfügung steht. Das Problem ist: Jeder zweite Deutsche leidet unter Folsäuremangel. Homocystein bleibt also im Blut, zerstört die Arterienwände und heizt die Arteriosklerose an, fördert das Entstehen von Blutgerinnseln, die Herzinfarkt und Schlaganfall auslösen.

Wie kommen Sie an Folsäure?
Sie müssen, um Ihr Herz zu schützen, täglich mindestens 400 Mikrogramm Folsäure aufnehmen. Sie könnten das mit folsäurereichen Lebensmitteln, wie zum Beispiel grünem Gemüse. Allerdings müssen diese frisch aus dem Garten und roh sein. Denn durch Lagerung und Zubereitung (Kantine!) geht ein Großteil des Vitamins verloren. Darum muss man so viel frisches Obst und Gemüse essen: 230 frische Kilo im Jahr.
In den USA ist es übrigens seit Januar 1998 Pflicht, Lebensmittel wie Brot, Reis und Mehl mit Folsäure anzureichern.

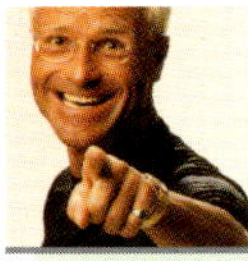

Mein Tipp für Sie

Lassen Sie Ihren Homocysteinspiegel messen!

Wenn er sehr hoch ist, dann wird Ihr Arzt Ihnen sehr hohe Dosen Folsäure verschreiben. Und zusätzlich die anderen beiden Herzschützer aus der B-Gruppe: die Vitamine B_6 (Pyridoxin) und B_{12}. Decken Sie den Mindestbedarf von täglich 400 Mikrogramm Folsäure auf alle Fälle durch ein Präparat – und ernähren Sie sich zusätzlich folsäurereich.

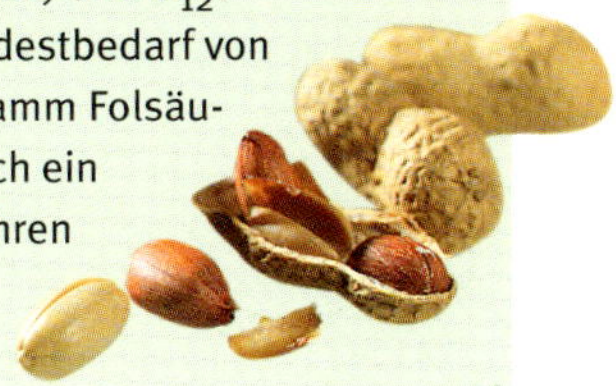

Die besten TIPPS

13 Schritte zu einem jungen Herz

➤ 1. Täglich laufen

Laufen senkt den Ruhepuls. Sie entlasten Ihr Herz, es schlägt länger. Und Sie bauen auch gleich Gewicht ab, jedes Kilo zu viel erhöht den Cholesterinspiegel und den Blutdruck.

➤ 2. Lipoprotein(a)-Spiegel

Ist er zu hoch, nehmen Sie die beiden Aminosäuren Prolin und Lysin. Sie verhindern, dass sich zu viel Lp(a) an den Gefäßwänden ablagert. 400 MilligrammVitamin E hindern das Lp(a) am Oxidieren.

➤ 3. Fettkalorien reduzieren

Minimieren Sie die gesättigten Fettsäuren aus Fleisch, Milch und Milchprodukten zugunsten von Olivenöl. Nehmen Sie morgens 1 Esslöffel – wer es schafft, 1 Schnappsglas – Olivenöl.

➤ 4. Herzcocktail

Neben Folsäure, Vitamin C, E, Magnesium, Q_{10} mindern die beiden Antioxidantien Selen und Provitamin A das Infarktrisiko.

➤ 5. Hoher Eiweiss-Spiegel

Halten Sie Ihren Eiweißspiegel hoch, eventuell mit Hilfe eines guten Eiweißpulvers.

➤ 6. Pektinreich essen

Pektine schleppen Cholesterin aus dem Darm in die Kanalisation, retten so die Gefäße. Reich an Pektinen sind Hafer, Linsen, Bohnen, Äpfel.

➤ 7. Grün wählen

Grüner Tee enthält wie Kaffee den Muntermacher Coffein. Im Gegensatz dazu senkt es aber den Blutdruck, baut Cholesterin ab und enthält Epicatechine, die vor Herzinfarkt schützen.

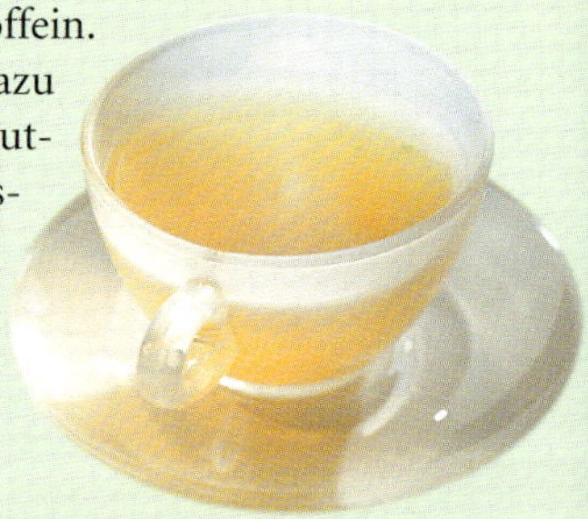

➤ 8. Mit Salz geizen

sollten Sie, wenn Sie Hypertoniker sind. Denn nur dann reagieren Sie auf Kochsalz. Täglich mit nicht mehr als 2,4 Gramm Salz würzen: das ist genug!

➤ 9. Zweimal pro Woche Fisch aus dem Meer

Die Omega-3-Fettsäuren in Thunfisch, Lachs, Heilbutt und Hering senken den Blutdruck, erhöhen das gute Cholesterin, putzen die Blutgefäße frei und senken das Risiko für Thrombosen, Herzinfarkt und Schlaganfall.

➤ 10. Gemüse und Obst satt

Vegetarier haben einen niedrigeren Blutdruck als starke Fleischesser. 2 Gläser Tomatensaft am Tag schützen die Blutgefäße durch den Wirkstoff Lycopen vor Ablagerungen.

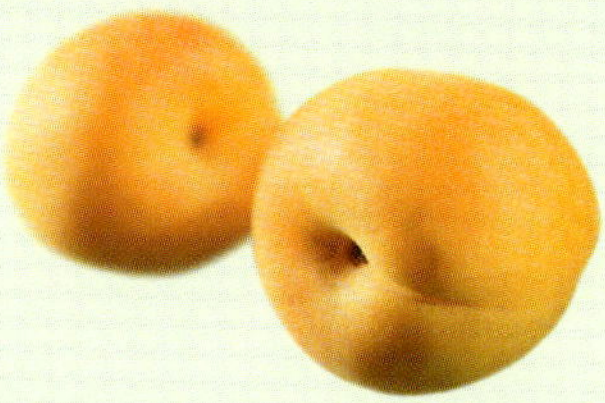

➤ 11. Aspirin-Obst essen

Dazu gehören Aprikosen, Paprika und Erdbeeren. Die Blutgefäßreiniger halten das Blut flüssig, schützen vor Herzinfarkt und Schlaganfall.

➤ 12. Auf Kalium achten

Forscher haben herausgefunden: Fünf Bananen, drei große Orangen oder drei Portionen Feldsalat können den Blutdruck senken. Der Grund: Sie enthalten den blutdrucksenkenden und herzschützenden Mineralstoff Kalium.

➤ 13. Wein und Knoblauch

Wein lässt das Herz nachweislich gesünder schlagen. Die Knolle der Hundertjährigen verbessert den Blutfluss, hält die Gefäße rein, beugt Herzinfarkt und Schlaganfall vor.

Geben Sie Ihrem Herzen Lysin

Lysin ist Baustein des Fasereiweißes Kollagen – Hauptbestandteil der Gefäßwand. Es sorgt für festes Arteriengewebe. Verhindert, dass Flüssigkeit aus den Adern ins Gewebe sickert oder, dass sich Wasser einlagert und Sie Ödeme bekommen. Wenn Sie zu den 20 Prozent der Deutschen zählen, die den tödlichen Risikofaktor Lipoprotein(a) (Lp(a)) in sich tragen – ein Fett, das zehnmal gefährlicher und aggressiver ist als Cholesterin – dann wird für Sie Lysin zum Lebensretter. Denn Lp(a) bedeutet oft: mit 40 Jahren schon Schlaganfall, Herzinfarkt und frühe Demenz.

So hilft Ihnen Lysin

Es umkleidet die Gefäßwand wie Teflon, läßt das Lp(a) einfach abrutschen. Lysin reißt sogar das angelagerte Lp(a) wieder von der Gefäßwand. Macht Sie wach und reduziert oder verhindert Angina-Pectoris-Anfälle.

Der deutsche Zellforscher Dr. Matthias Rath, Schüler des amerikanischen Nobelpreisträgers und Vitaminpapsts Linus Pauling, propagiert: Es gäbe keine Zivilisationskrankheiten, vor allem keinen Herzinfarkt, wenn die Menschen auf Lysin und die Vitamine C und E achten würden. Auch wenn die Arteriosklerose schon fortgeschritten ist, können Kalk und Fett wieder herausgelöst, die Gefäßwände wieder elastisch und gesund werden.

Wenn Sie Probleme mit dem Herzen haben, sollten Sie mit Ihrem Arzt sprechen, ob Lysin als Nahrunsergänzung (2 Gramm täglich) für Sie sinnvoll wäre. Lysin steckt wenig in Getreide, aber viel in Hülsenfrüchten – deshalb ist die Kombination von Getreide und Hülsenfrüchten so wertvoll. Viel Lysin steckt auch in Fleisch, Fisch, Milch und Käse.

Magnesium macht Herzen stark

Entzieht man jungen Tieren kleine Mengen Magnesium, altern sie rasant: Das Zusammenspiel von Nerven und Muskeln funktioniert nicht mehr, Blutgefäße verengen. Das Herz wird schwach. Magnesium optimiert die Sauerstoffversorgung der Zellen, entspannt die glatte Muskulatur, weitet so die Blutgefäße und senkt hohen Blutdruck, hält das Blut flüssig, verhindert Durchblutungsstörungen und Angina pectoris. Fast jeder Deutsche leidet unter einem Magnesiummangel, Böden und Wasser sind magnesiumarm. Universitäten deckten auf: Frauen sterben häufiger an Herzinfarkt in Städten, in denen weiches Wasser aus dem Hahn tropft – darin steckt wenig Magnesium.

Wie kommen Sie an Magnesium?
Sie brauchen täglich 300 bis 600 Milligramm. Essen Sie Nüsse, denn die enthalten viel von diesem Mineral, und Menschen, die häufig Nüsse essen, haben nachweislich seltener Herzprobleme. Auch Vollkornprodukte und Samen liefern Magnesium. Die noch fehlenden Milligramm holen Sie sich am besten aus der Apotheke. Wenn Sie ein Herzproblem haben, sprechen Sie mit Ihrem Arzt.

➤ INFO

Warum verkalken Gefäße?

ARTERIOSKLEROSE ENTSTEHT, weil sich in den Innenhäuten der Gefäße Risse bilden. Um die Löcher zu pflastern, schickt der Körper Fettmoleküle wie LDL-Cholesterin und Lipoprotein(a) aus dem Blut in die Arterienwand. Sie werden von freien Radikalen oxidiert. Makrophagen, die großen Fresszellen, stürmen herbei und schlucken das Gift. Sie verwandeln sich in hässliche dicke Schaumzellen, und pappen an der Gefäßwand fest. Kalk lagert sich ein, macht die Arterie gipshart. Arteriosklerose entwickelt sich schleichend, über Jahre und endet plötzlich mit dem Tod. Die ehemals elastischen Blutbahnen werden von innen her ausgegipst. Das drosselt den Blutfluss, bis ein Pfropf in Form eines Gerinnsels stecken bleibt und gar nichts mehr fließt. Umliegendes Gewebe wird nicht mehr mit Sauerstoff versorgt, stirbt ab. Das passiert vorwiegend in den feinen Gehirngefäßen oder Herzkranzarterien. Man nennt es dann Schlaganfall oder Herzinfarkt.

Mangan fürs junge Herz

In der Zelle (in den Mitochondrien) hilft Mangan, Energie zu gewinnen. Eine gesunde Herzmuskelzelle verfügt über rund 1.000 Mitochondrien. Fehlen jedoch Nährstoffe – und ganz besonders Mangan – sinkt ihre Anzahl manchmal auf weniger als 100. Folge: Herzprobleme und eine unerklärliche Muskelschwäche. Mangan hält das Herz, ja alle Körperzellen jung, weil es die biologische Uhr im Ablaufen bremst. Sie erinnern sich: In den Zellen an den Enden der Chromosomen sitzen sogenannte Telomere. Mit jeder Zellteilung werden diese abgewetzt – bis die Zelle stirbt. Mangan schützt diese Telomere. Viel ist in Nüssen und Kernen enthalten, außerdem in Vollkornprodukten, Grüngemüse, Salat, Kartoffeln, Hülsenfrüchten. In 100 Gramm schwarzem Tee stecken sogar 73,4 Milligramm Mangan.

Hormone halten Sie jung!

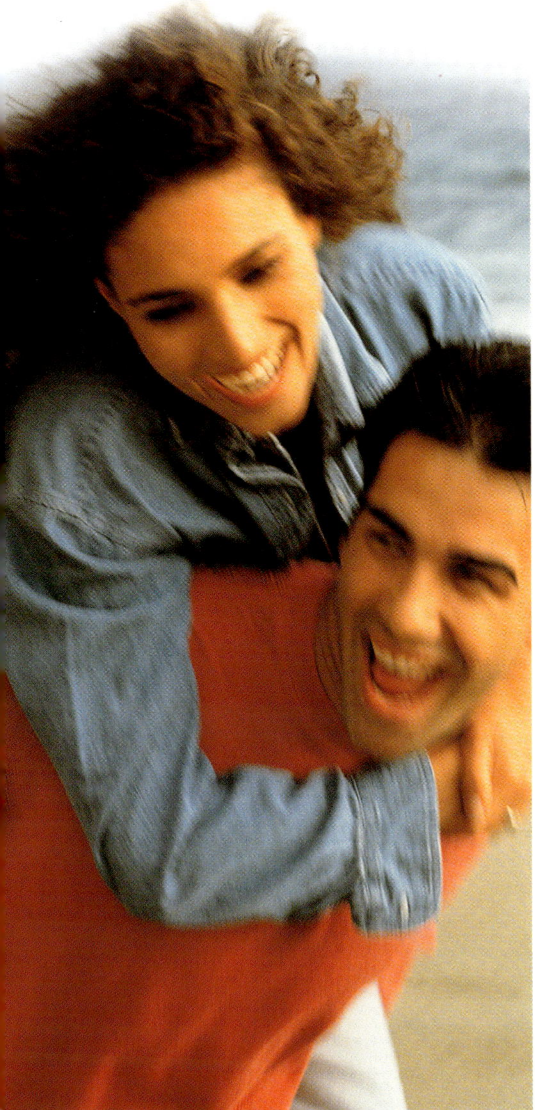

Hormone sind Botenstoffe, die uns glücklich oder unglücklich stimmen, uns zu Siegern oder Verlierern machen und uns jung halten.

Auf Menge und Mischung kommt es an

Wissen Sie, warum der Hahn ein Leben als Hahn im Korb führt? Er pickt den ganzen Tag Körner: Eiweiß, Vitamin B_6, Chrom, Zink ... Lauter Stoffe, aus denen er sich täglich eine dicke Portion Powerhormone bastelt. Der Hahn lebt im Optimum – seiner Kräfte, seiner Leistungsfähigkeit, seiner Libido. Würde der Hahn auf Wurstsemmeln umsteigen, hätte er bei den Hennen keine Chance mehr.

Hormone sind der Jungbrunnen in Ihrem Körper. Sie treiben an zu Kreativität und Höchstleistung, machen optimistisch und glücklich. Und Hormone halten den Körper jung. Ihr Hormon-Haushalt bestimmt, ob Sie sich in 10 Stunden kaputtarbeiten oder 18 Stunden Hochleistung bringen, ohne Schaden zu nehmen. Hormone sind die Botenstoffe der Euphorie, die körpereigenen Waffen im Kampf gegen das Altern. Leider: Mit dem Altern gehen die Hormone aus – das können Sie verhindern.

Hormone beeinflussen Sieg und Niederlage

Von den Siegerhormonen haben die meisten zu wenig im Blut: STH, das Anti-Aging-Hormon; Testosteron, das Powerhormon; DHEA, das Forever-young-Hormon.Von den Verliererhormonen haben die meisten zu viel im Blut: Insulin, das Dickhormon; Cortisol, das langsame und Adrenalin, das schnelle Stresshormon. Wie die einzelnen Hormone wirken, wie Sie Ihre Siegerhormone mehren und die Verliererhormone verringern können, erfahren Sie auf den folgenden Seiten.

> TIPP

So bekommen Sie mehr gute Eicos

◆ **Meiden Sie Arachidonsäure:** Baustein der schlechten Eicosanoide ist die Arachidonsäure. Aus ihr bildet der Körper Eicos, die Schmerz verbreiten, die Blutgefäße verstopfen, Herzinfarkt auslösen. Sie ist so gefährlich, dass Kaninchen, die sie ins Blut gespritzt bekommen, binnen 3 Minuten sterben. Arachidonsäure steckt in Innereien und in fettem, rotem Fleisch.

◆ **Reduzieren Sie tierische Fette:** Auch von den »gesättigten« tierischen Fettsäuren aus Milch, Käse, Wurst, Fleisch sollten Sie nur wenig essen. Sie verschieben das Gleichgewicht zugunsten der schlechten Eicos. Greifen Sie zu mageren Milchprodukten, Geflügel und Fleisch.

◆ **Bevorzugen Sie Pflanzenöle:** Einfach ungesättigte Fettsäuren (aus Olivenöl, Hanföl, Rapsöl, Nüssen, Samen, Avocados) lassen den guten Eicos eine Chance.

◆ **Meiden Sie Stress und gehärtete Pflanzenfette:** Stress, gehärtete Pflanzenfette, zu viele »schlechte« Kohlenhydrate in der Ernährung (siehe Seite 26) führen zur Bildung von Arachidonsäure und damit zu schlechten Eicos.

◆ **Achten Sie auf das Verhältnis von Omega-6- und Omega-3-Fettsäuren:** Wir brauchen Omega-6-Fettsäuren. Doch wegen industrieller Verarbeitung ist das Verhältnis von Omega-6-Fettsäuren zu Omega-3-Fettsäuren von gesunden 5:1 auf gefährliche 24:1 gestiegen. Wer zu viel mehrfach ungesättigte Omega-6-Fettsäuren aufnimmt (Mais-, Sonnenblumen-, Erdnussöl), raubt den guten Eicos die Regie.

◆ **Setzen Sie auf Omega-3-Fettsäuren:** Im Körper entstehen gute Eicos, wenn man genügend Omega-3-Fettsäuren aus Seefisch (Lachs, Hering, Thunfisch, Makrele) zu sich nimmt.

Eicosanoide – die Superhormone des Körpers

Eicosanoide sind die Stoffe in Ihrem Körper, die Hormone kontrollieren und damit Ihre Abwehrkräfte, Ihr Herz-Kreislauf-System, die Nerven, die Fortpflanzung, die Atmung und die Leistungsfähigkeit. Diese wichtigen Offiziere des Lebens führen nach dem US-Forscher und Bestseller-Autor Dr. Barry Sears »ins Optimum« der Gesundheit und Leistungskraft. Nicht nur US-Leistungssportler, sondern auch Präsident Bill Clinton und der Schauspieler Arnold Schwarzenegger sind ausgesprochene Sears-Fans. Aber nun zu den Eicos. Es gibt gute und schlechte Eicosanoide. Das ganze Geheimnis ist: Sie müssen in Ihrem Körper im Gleichgewicht sein. Ein gesunder Körper produziert mehr gute Eicos. Nur zu viele schlechte Eicos wirken sich negativ auf Gesundheit und Wohlbefinden aus. Leider ist es so, dass Ihr Körper mit den Jahren die Produktion der guten Eicos reduziert: Die Arterien verkalken, die Leistungskraft nimmt ab, chronische Krankheiten nehmen zu, Krebs entsteht.

Die gute Nachricht: Das muss nicht sein. Denn Sie können mit der Ernährung mehr gute Eicos produzieren. Gute Eicos verhindern, dass Blutplättchen verklumpen, sie halten die Gefäße schön weit, bremsen Tumoren im Wachsen, kurbeln das Immunsystem an, hemmen Entzündungen, lindern Schmerz. Gute Eicos halten Sie jung, fit und leistungsfähig, sie sorgen dafür, dass Sie länger und gesünder leben. Sie kontrollieren als Superhormone jeden Gedanken, jeden Atemzug, jeden Tropfen Blut. Erhöhen Sie Ihre guten Eicos wie links im Kasten empfohlen.

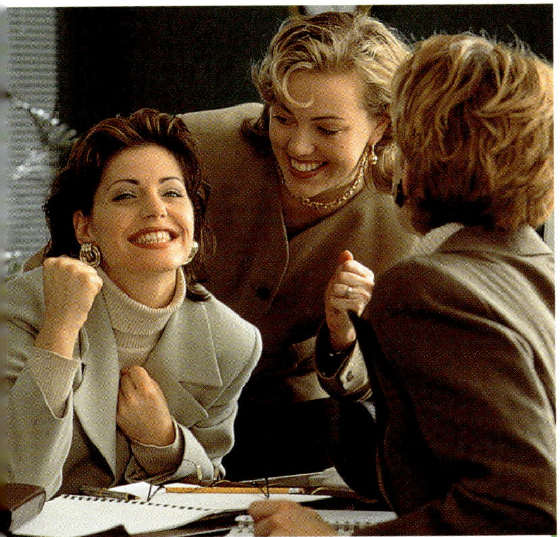

Auch Frauen brauchen Testosteron: für Durchsetzungsvermögen, Leistungskraft, Erfolg – und Jugend!

Testosteron: das Hormon der Sieger

Ob der rhetorische Sieg am Konferenztisch, die durchgearbeitete Nacht oder das in den letzten Minuten doch noch gewonnene Match am Tennisnetz – alles geht auf das Konto eines Hormons: Testosteron verleiht uns die ungeahnte Power, den Antrieb, völlig Aussichtsloses doch noch zu erreichen. Testosteron ist das Hormon der ewigen Sieger. Machtmenschen und Führungskräfte haben einen hohen Testosteronspiegel. Und sie werden bei Erfolg mit einem Testosteronschub belohnt, sagen neueste Studien. Davon profitieren sie obendrein: Sie merken sich die Strategien, die zum Sieg führen, lernen besser – und siegen wieder. Testosteron reguliert Potenz und inneren Antrieb. Nicht nur beim Mann, sondern auch bei der Frau. Frauen haben nur zehnmal weniger von dem Powerhormon im Blut. Aber auch bei ihnen hängen Hoch und Tief, Antrieb und Schlappsein am Testosteronspiegel.

Spieglein, Spieglein ...

Wann ist ein Mann schön, was zieht Frauen an? Das zeigt eine Studie, die im seriösen Wissenschaftsmagazin »Lancet« veröffentlicht wurde. Forscher fotografierten hunderte von Männern und bestimmten deren Testosteronspiegel. Dann legten sie Frauen die Fotos vor. Das Ergebnis: Übereinstimmend fanden Frauen die Männer attraktiv

➤ **INFO**

So hoch sollte Ihr Testosteronspiegel sein

JE HÖHER Ihr Blutspiegel, desto mehr Power haben Sie.

◆ **Männer:**

20–29 Jahre:	19–47 Pikogramm/Milliliter
30–39 Jahre:	18–39 Pikogramm/Milliliter
40–49 Jahre:	16–33 Pikogramm/Milliliter
50–59 Jahre:	13–31 Pikogramm/Milliliter
60–69 Jahre:	11–26 Pikogramm/Milliliter
über 70 Jahre:	9–25 Pikogramm/Milliliter

◆ **Frauen:**

Jedes Alter:	0,46–3,17 Pikogramm/Milliliter

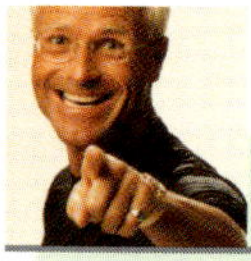

Mein Tipp für Sie

Fehlt es Ihnen an innerem Antrieb?

DANN SPRECHEN Sie einmal mit Ihrem Arzt, und lassen Sie sich Ihren Zinkspiegel und/ oder Ihren Testosteronspiegel messen (siehe Umschlagklappe hinten). Liegt einer von beiden niedrig, dann füllen Sie Ihre leeren Tanks auf mit einem Eiweißkonzentrat plus 25 Milligramm Zink täglich und 10 bis 40 Milligramm Vitamin B_6.

und anziehend, die einen hohen Testosteronspiegel aufwiesen. Die Sieger des Schönheitswettbewerbs hatten testosterontypische breite Schultern, schmale Hüften, keinen Bauch. Denn dieses Hormon macht Muskeln, schmilzt Fett weg, sorgt für einen dichten Haarwuchs und straffe Haut.

Zwei Dinge killen das Testosteron in Ihrem Körper: Zucker und Stress. Menschen, die ständig unter Strom stehen und dann noch Schokoriegel und Baguette essen, werden schlapp, antriebsarm, müde, impotent. Man verliert an Power, Durchsetzungskraft, Elan und Libido. Mann kommt schneller in die Wechseljahre. Manchmal versiegt im Alter von 45 die Hormonproduktion. Der Arzt verschreibt dann gegen Hitzewallungen, Schlaflosigkeit, Impotenz und depressive Verstimmung ein Testosteronpflaster.

Es verbessert das Befinden, verhilft zu mehr Dynamik, mehr Muskeln und mehr Lust auf Sex. Es geht auch anders.

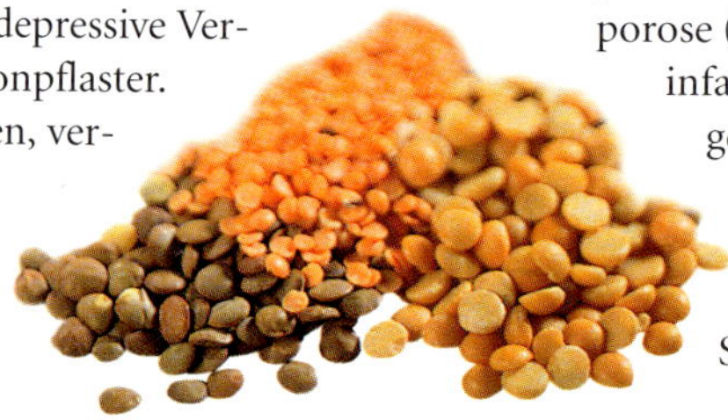

Machen Sie Ihr Testosteron doch einfach selbst

Zink plus Eiweiß plus Vitamin B_6 ergibt Testosteron. Zink finden Sie vor allem in Austern, Weizenkleie, Sesamsamen, Kürbiskernen, Bergkäse, Linsen, Sojabohnen, Camembert, Krabben und Garnelen. Diese Lebensmittel liefern auch gleich noch das nötige Eiweiß mit für die Produktion von Testosteron. Nun brauchen Sie nur noch ausreichend Vitamin B_6 (Pyridoxin), das ist das Vitamin, das in den kleinen Eiweißfabriken, den Ribosomen, im Körper dafür sorgt, dass Proteine gebildet werden, dass Testosteron entsteht.

Mischen Sie täglich 1 Löffel Hefeflocken unter Ihren Joghurt, und essen Sie Vollkornprodukte. Ganz wichtig: Meiden sie die schnellen Kohlenhydrate (siehe ab Seite 25). Sie locken nämlich das Blutzuckerhormon Insulin. Und solange das im Blut herumschwimmt, kann Testosteron seine Power nicht verbreiten.

Östrogen lässt länger leben

Das Phänomen »Frauen überleben Männer« beschäftigte schon viele kluge Köpfe: Frauen werden im Schnitt 80 Jahre alt, Männer 73. Die weiblichen Geschlechtshormone, die Östrogene, schützen nämlich vor Osteoporose (Knochenentkalkung), Herzinfarkt und Alzheimer. Östrogene stellen die Blutgefäße weit, halten sie elastisch, und die Innenwände bleiben glatt. Doch dieser Schutz fällt nach den Wechseljahren leider oft weg. Übrigens: Manche Endokrinologen verschreiben auch Männern das weibliche Hormon fürs Herz: Östriol – ein gering dosiertes natürliches Östrogen.

Östrogen steckt im Essen

Sie können auch von dem Hormonschutz aus der Natur profitieren. Essen Sie Phytoöstrogene, die pflanzlichen Schwestern des menschlichen Hormons. Sie stecken zum Beispiel in Sojabohnen, Leinsamen, Sonnenblumenkernen, Roggen, Kichererbsen und Walnüssen. Soja und seine Phytoöstrogene sind der Grund, warum Japanerinnen viel, viel später in die Wechseljahre kommen. Und: Phytoöstrogene schützen vor Brust- und Dickdarmkrebs. Setzen Sie doch häufiger mal Sojasprossen und Tofu auf Ihren Forever-young-Speiseplan, und streuen Sie sich Leinsamen übers Morgenmüsli.

Ewig jung mit dem Wachstumshormon STH

Das Wachstumshormon, auch STH, Somatotropin genannt, ist das Hormon ewiger Jugend. Doch ab 30 nimmt die körpereigene Produktion stetig ab. Davon profitiert ein Dr. Chein in den USA. In seinem »Wartesaal des Himmels« im berühmten Palm Springs Life Extension Institute sitzt alles, was Rang, Namen, Geld und 50 oder mehr Jahre auf dem Buckel hat. Denn viele Studien zeigen: Führt man STH zu, schenkt das Hormon 20 bis 30 gute Lebensjahre. Dahinter steckt übrigens auch die plötzliche Verjüngung des Schauspielers Nick Nolte. Er ließ sich STH spritzen. Warum? Weil die Muskeln schwellen, das Fett wegschmilzt, die Haut straffer und das Immunsystem schlagkräftiger wird. Falten verschwinden, die inneren Organe wachsen, die Knochen werden dichter, die Arterienverkalkung nimmt ab. Lust auf heiße Nächte und lange Arbeitstage nehmen zu. Ja sogar die Laune steigt in ungeahnte Höhen. Kein Wunder, dass man bereit ist, einem Anti-Aging-Mediziner für so eine Jungbrunnenkur 1.600 Mark in der Woche zu zahlen. Doch setzt man die Hormonspritzen ab, schrumpfen Muskeln und Organe wieder, Fett setzt sich an ...

Und die Nebenwirkungen? Was Haut- und Muskelzellen wachsen lässt, gibt auch den Krebszellen einen Schub, so befürchten Kritiker. Aber nicht, wenn Sie Ihr STH in Ihrem Körper selbst herstellen.

Sie brauchen nur zwei Aminosäuren: Arginin und Lysin

Machen Sie es wie der Hahn. Essen Sie Eiweiß – ohne Fett. Und achten Sie dabei besonders auf die Aminosäuren Arginin und Lysin. 1,2 Gramm dieser beiden Eiweißbausteine müssen plötzlich und schnell in Ihr Blut fließen. Das passiert Ihr ganzes Leben nie, darum werden Sie auch alt und runzelig. Weil Sie diese wertvollen Aminosäuren immer zusammmen mit Fett essen.

Sie können STH nur herstellen, wenn Sie einen hohen Eiweißspiegel haben (mindestens 8 Gramm/Deziliter) und dann einen mageren Fisch oder Hüttenkäse essen. Und vor allem auch noch Zucker meiden. Denn die schnellen Kohlenhydrate drosseln die Produktion des Wachstumshormons. Übrigens: Die beiden Aminosäuren gibt's auch in der Apotheke.

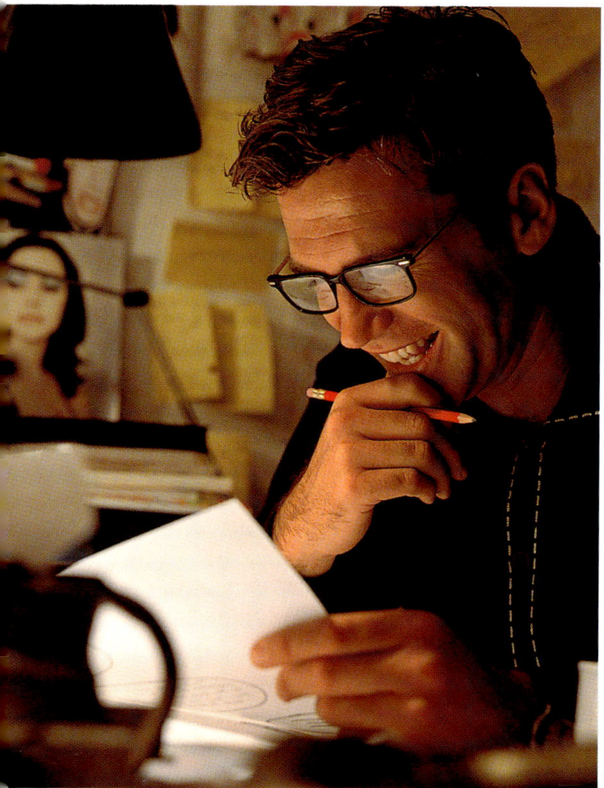

Vor allem Schreibtischtäter profitieren von dem Hormon DHEA: Es hält das Gehirn frisch und hebt die Stimmung.

Melatonin dreht am Rad der Zeit

Nachts, wenn es dunkel wird, bildet unsere Zirbeldrüse Melatonin. Das Hormon lässt uns gut schlafen und schützt jede Körperzelle. Die Menge an Melatonin im Blut verrät auch die verlebte Zeit. Je älter wir werden, desto weniger Melatonin kreist im Blut: Mit 45 haben wir nur noch halb so viel davon.

Dann, so vermuteten die Anti-Aging-Experten, müsste uns eine Melatoningabe ja auch verjüngen können. Bei Nagern klappt es. Labormäuse mit Melatonin im Futter leben um 20 Prozent länger – und uralte Mäuse wurden wieder jünger. Das Anti-Aging-Hormon bescherte ihnen glänzendes Fell, ein schlagkräftiges Immunsystem, bemerkenswerte Libido. Grund genug für die Amerikaner, das Rad der Zeit mit täglich 1 Melatonintablette (0,5 bis 1 Milligramm) aus dem Supermarkt zurückzudrehen. In ein paar Jahren wissen wir, ob sie es tatsächlich schadlos überstehen.

Warum wirkt dieses Hormon so sensationell?

Melatonin fängt freie Radikale ab. So stärkt es das Immunsystem und beugt auch Krebs vor. Und neue Studien zeigen: Es könnte Alzheimer verhindern. Fest steht: Melatonin normalisiert den Blutdruck, verbessert den Schlaf und hilft Vielreisenden über die Auswirkungen des Jet-Lag.

Leider erhöht das Junghormon im Mäuseversuch an Geschlechtsorganen das Krebs-Risiko – und wer es zur falschen Tageszeit einnimmt, wird müde. Auch Langzeitwissen gibt es nicht. Bis die Forschung genau herausgefunden hat, ob nun Melatonintabletten mehr helfen als schaden, sollten Sie Ihr Junghormon doch lieber selbst machen: Aus Tryptophan. Diese Aminosäure wird im Körper zu Serotonin und dann zu Melatonin. Wie, lesen Sie auf Seite 74.

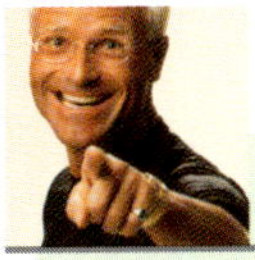

Mein Tipp für Sie

Nehmen Sie einfach Chrom

90 Prozent der Deutschen haben zu wenig Chrom im Körper. Doch Chrom ist ein Spurenelement, das nachweislich das Leben verlängert. Und zwar um sage und schreibe ein Drittel. Forscher mixten Ratten Chrom unters Futter, und sie lebten 3 statt 2 Jahre. Chrom senkt den Blutzucker- und Cholesterinspiegel, stärkt die Abwehrkräfte, schützt die Telomere – die Schutzkappen Ihrer Chromosomen, die mit jeder Zellteilung abgewetzt werden. Chrom beugt nicht nur Herzinfarkt, sondern auch Krebs vor. Und, um auf den Punkt zu kommen: ohne Chrom kein DHEA. Nur wenn genügend von diesem Anti-Aging-Element im Stoffwechsel vorhanden ist, kann Ihr Körper diese effektive Altersbremse herstellen. Chrom steckt in Bierhefe, Vollkornprodukten, Weizenkeimen, Brokkoli, Hummer, Krabben, Paranüssen, Kakao und schwarzem Tee.

DHEA schenkt Vitalität und scharfen Geist

Anti-Aging-Mediziner verschreiben in Ihrem Hormoncocktail eine Pille, die gute Laune, scharfes Gedächtnis, Vitalität, kräftiges Immunsystem, Fettschmelze und Muskelpower verspricht – also alles, was Jugend ausmacht. Bei den Pillen handelt es sich um das Modehormon mit dem Namen DHEA: »Dehydroepiandrosteron«.

Dieses natürliche Hormon bilden wir in unserem Gehirn, in der Haut und in der Nebenniere. Doch es geht uns ab 30 aus, mit 45 haben wir nur noch die Hälfte davon im Körper, und mit 70 hat man nicht einmal mehr ein Fünftel der Menge eines 20-jährigen. Ein DHEA-Mangel führt schnurstracks in die Midlife-Crisis: Geht es dem Gehirn aus, macht das depressiv. Da das Hormon im Energiestoffwechsel mitwirkt, macht ein Mangel dick und chronisch müde. Und weil DHEA im Blut die Abwehrzellen auf Trab bringt, beugt es gegen Infekte und Krebs vor. Personen, die DHEA einnehmen, loben vor allem seine belebende und die Stimmung aufhellende Wirkung. Forscher sind fasziniert von seiner immunstärkenden und seiner stresskillenden Potenz. DHEA hält das Stresshormon Cortisol in Schach, das den Zelltod im Gehirn fördert, und hält somit das Gedächtnis länger frisch. Eine Reihe kleiner Studien zeigen: Bei Frauen und Männern vermehrt sich die Muskelmasse, verbessert sich die Laune. Die Testpersonen schlafen tiefer, sind resistenter gegen Stress. Und geistig reger.

Was wirkt, hat ...

Im Grunde weiß man viel zu wenig über dieses Hormon. Es existieren keine Langzeitversuche. Im Tierversuch erkrankten mit DHEA behandelte Ratten zum Beispiel an Leberkrebs. Und Frauen berichteten von Bartwuchs. Wer unter Prostata- oder Brustkrebs leidet, sollte es nicht nehmen. Der Preis: 100 Mark im Monat. Wer auf Nummer sicher gehen will, sollte eher auf die natürliche, eigene DHEA-Produktion (siehe Kasten oben und Seite 64) zurückgreifen.

Die 13 besten TIPPS

So kommen Sie zu mehr Junghormonen

➤ 1. Nehmen Sie ab

Überflüssige Fettpolster produzieren unerwünschte Hormone wie beispielsweise schlechte Östrogene, die Brustkrebs erzeugen (im Gegensatz zu gutem Östrogen, siehe Seite 60). Sie minimieren die Produktion von Powerhormonen.

➤ 2. Halten Sie Ihre Niere jung

Trinken Sie täglich 3 Liter Mineralwasser. Das hilft Ihrer Niere beim Engiften, hält die Hormonproduktionsstätte Nebenniere kräftig.

➤ 3. Tanken Sie Licht

Licht stellt die innere Uhr ein, hält die Zirbeldrüse fit, damit sie ausreichend von ihrem Junghormon Melatonin produziert.

➤ 4. Nehmen Sie Chrom

Gehen Sie auf Nummer sicher:
Wenn Sie ab 45 mit 200 Mikrogramm Chrom aus der Apotheke (in guten Multi-Präparaten) die körpereigene DHEA-Produktion aufrechterhalten, so bedeutet das ein um 1/3 längeres, vitaleres Leben – also statt 80 Jahre 105 Jahre.

➤ 5. Achten Sie auf Lysin

Diese Aminosäure (Fleisch, Käse, Milchprodukte) hilft Frauen in den Wechseljahren, stabilisierendes Kalzium in den Knochen zu speichern, und beugt so Osteoporose vor.

➤ 6. Essen Sie Soja

Asiatinnen kennen kaum Brustkrebs. Der Hauptgrund: Sie schützen sich mit Soja. Soja enthält Tamoxifen, ein Anti-Östrogen. Probieren Sie ruhig mal Sojamilch und daraus gewonnene Produkte wie Sojajoghurt.

➤ 7. Heben Sie Ihren Eiweiss-Spiegel an

Und zwar auf 8 Gramm/Deziliter (siehe ab Seite 19). Denn ohne Extra-Eiweiß kann der Körper keine Anti-Aging-Hormone produzieren. Erst wenn Ihr Eiweißspiegel hoch ist und Sie dann Eiweiß ohne Fett essen, stehen die Aminosäuren für die Bildung von Hormonen zur Verfügung, die glücklich und jung machen.

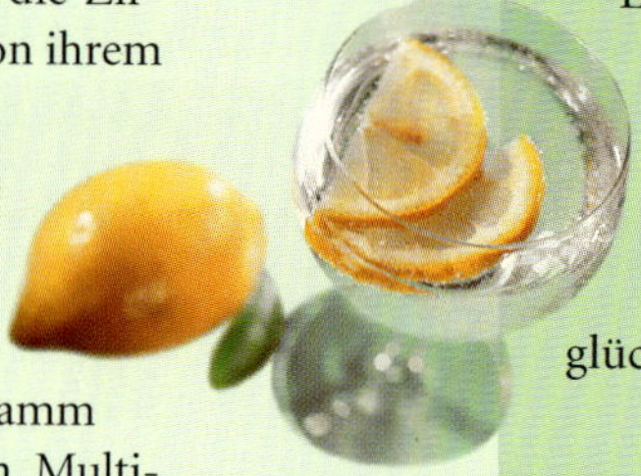

➤ 8. Spielen Sie mit Ihren Muskeln

Aktive Muskeln kurbeln die Testosteron- und Wachstumshormon(STH)-Produktion an. Täglich 10 Minuten Krafttraining mit Hanteln oder dem Theraband lässt die Anti-Aging-Hormone tanzen.

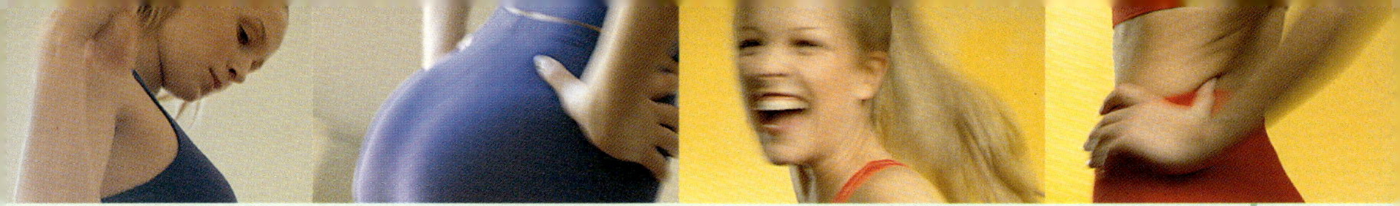

➤ 9. Nehmen Sie täglich Selen

Es macht Sie zum aktiven, lebenslustigen Menschen, der vor Lebensfreude, Antrieb und Dynamik vibriert. Warum? Das Spurenelement wandelt das schwach wirksame Schilddrüsenhormon Thyroxin, das für unsere Energie zuständig ist, in seine hochwirksame Form T3 um.

➤ 10. Kein Stress!

Er lockt Hormone, die alt machen. Dauerstress lässt den Cortisolspiegel ständig ansteigen. Und Cortisol nagt am Körpereiweiß, schwächt das Immunsystem und blockiert das Denken. Es schädigt – unter dem Mikroskop sichtbar – ganze Hirnregionen. Verantwortungsträger haben unter Dauerstress viel zu hohe Cortisolspiegel.

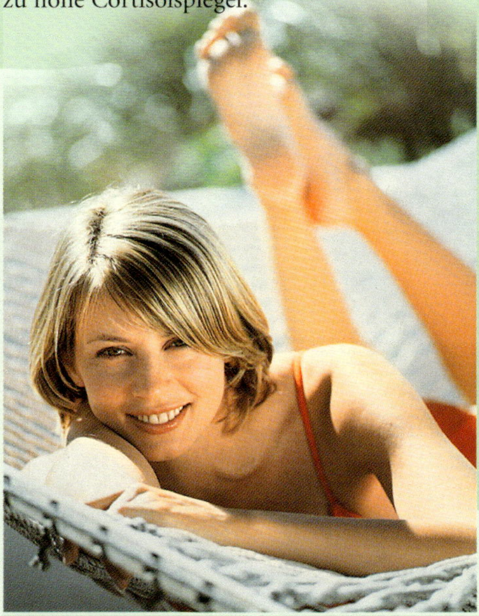

➤ 11. Würzen Sie Kantinenessen mit Folsäure

Wenn Sie häufig in die Kantine gehen, dann fehlt Ihnen Folsäure. Sie verkocht. Und Ihnen fehlt Noradrenalin. Der Stoff aller Siegertypen und Kreativen macht hellwach und konzentriert, lässt Stress zum Vergnügen werden. Fehlt wegen Folsäuremangel Noradrenalin, dann liefert das Nebennierenmark ersatzweise Adrenalin. Das putscht zwar auch auf, macht aber nicht gleichzeitig fröhlich und den Geist kristallklar. Es ist das Stresshormon der ewigen Verlierer. Mehr über Folsäure steht auf Seite 53.

➤ 12. Wenn Hormonpillen, dann vom Arzt

Er muss den Hormonspiegel messen und darf nur ersetzen, was fehlt. Dann können Hormone auch für den Mann manchmal ein Segen sein.

➤ 13. Mittel gegen den Mittleren Ring

Hormonärzte verschreiben dagegen Testosteron-Gel, Sport und Karnitin: Testosteron dringt über die Bauchhaut zu den Fettzellen vor, sperrt sie auf. Sport produziert Noradrenalin, das Fett in den Fettzellen kleinhackt. Und der Eiweißstoff Karnitin transportiert die Fettsäuren zur Verbrennung in die Kraftwerke der Zellen.

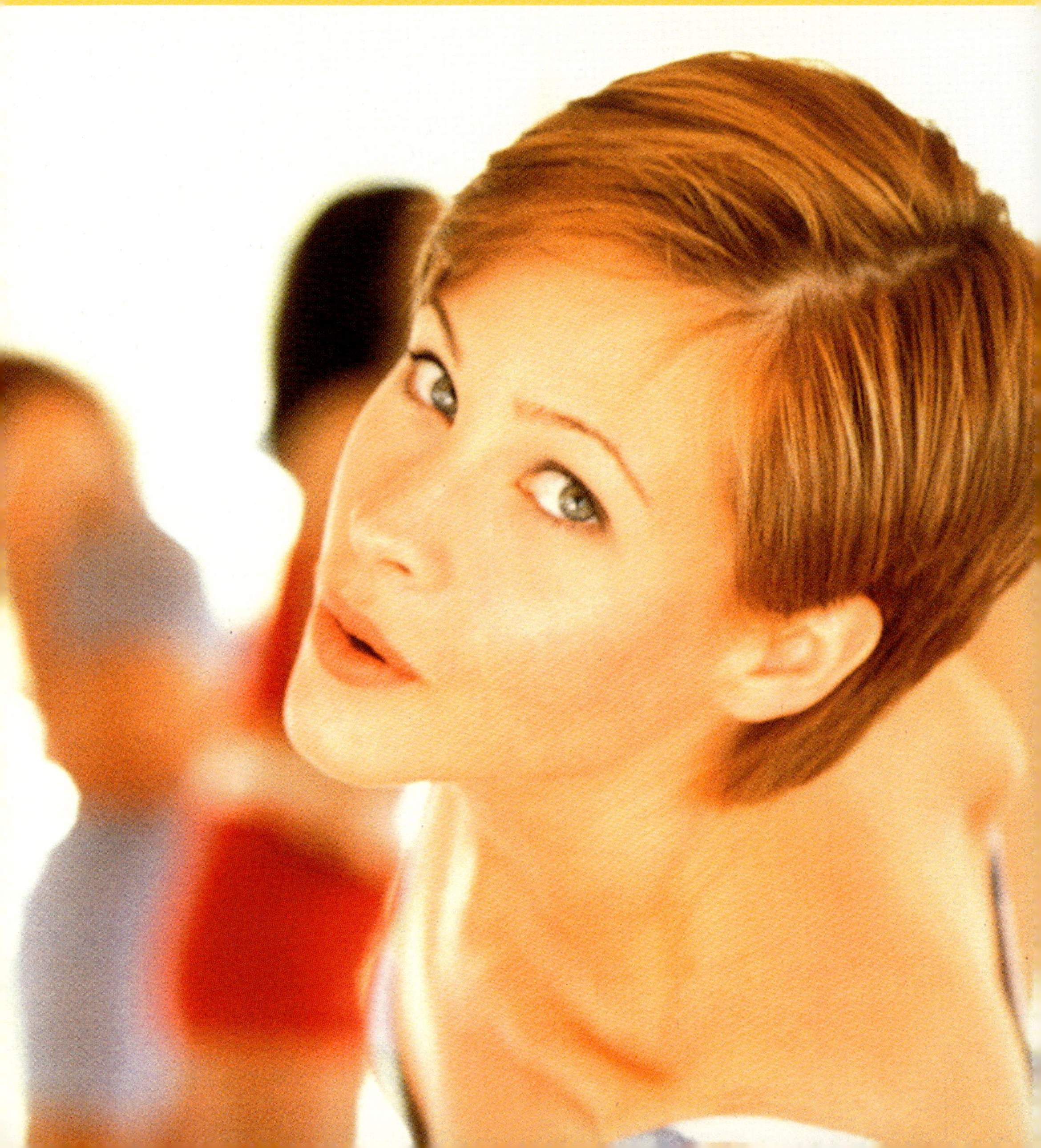

VITALSTOFFE FÜR *JEDEN TYP*

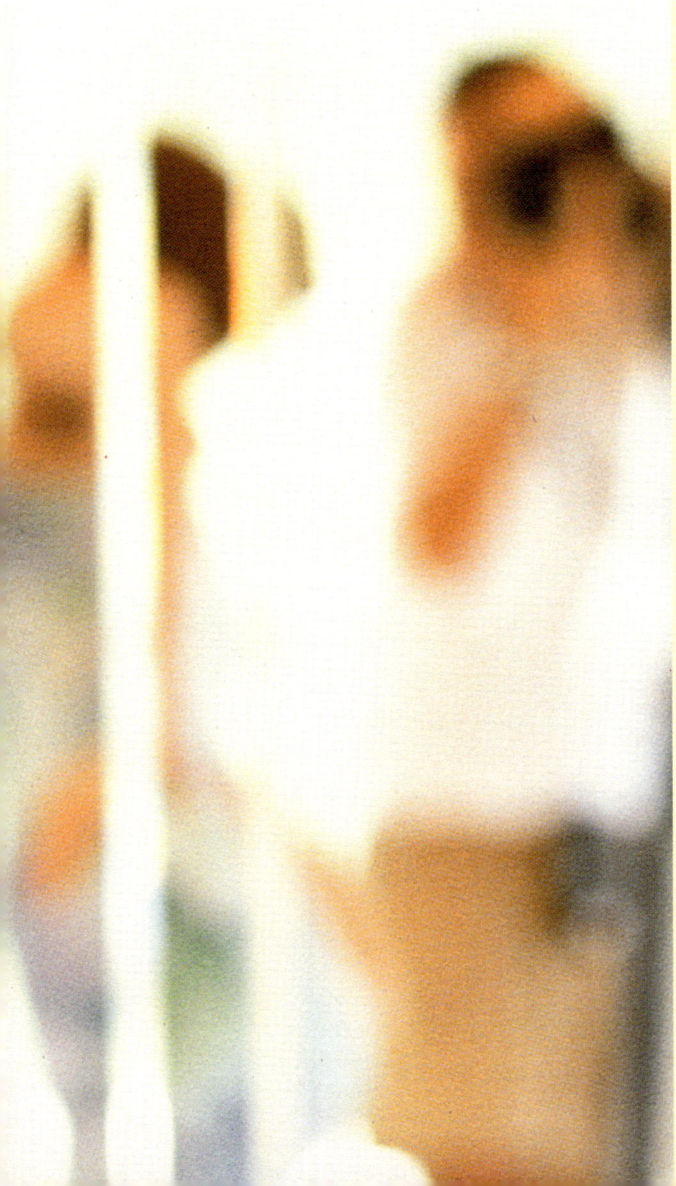

SIE ACKERN am Schreibtisch, tragen Verantwortung und brauchen blitzende Ideen? Dann helfen Ihnen Tomatensaft, Kalzium und B-Vitamine. Sie joggen viel oder machen ein Kraft-Training für mehr Muskeln? Sie ärgern sich über Augenfältchen oder stumpfes Haar? Sie haben die Pfunde satt?
In diesem Kapitel werden Sie feststellen: Unterschiedliche Bedürfnisse brauchen unterschiedliche Vitalstoffe.

Brainfood für Denker

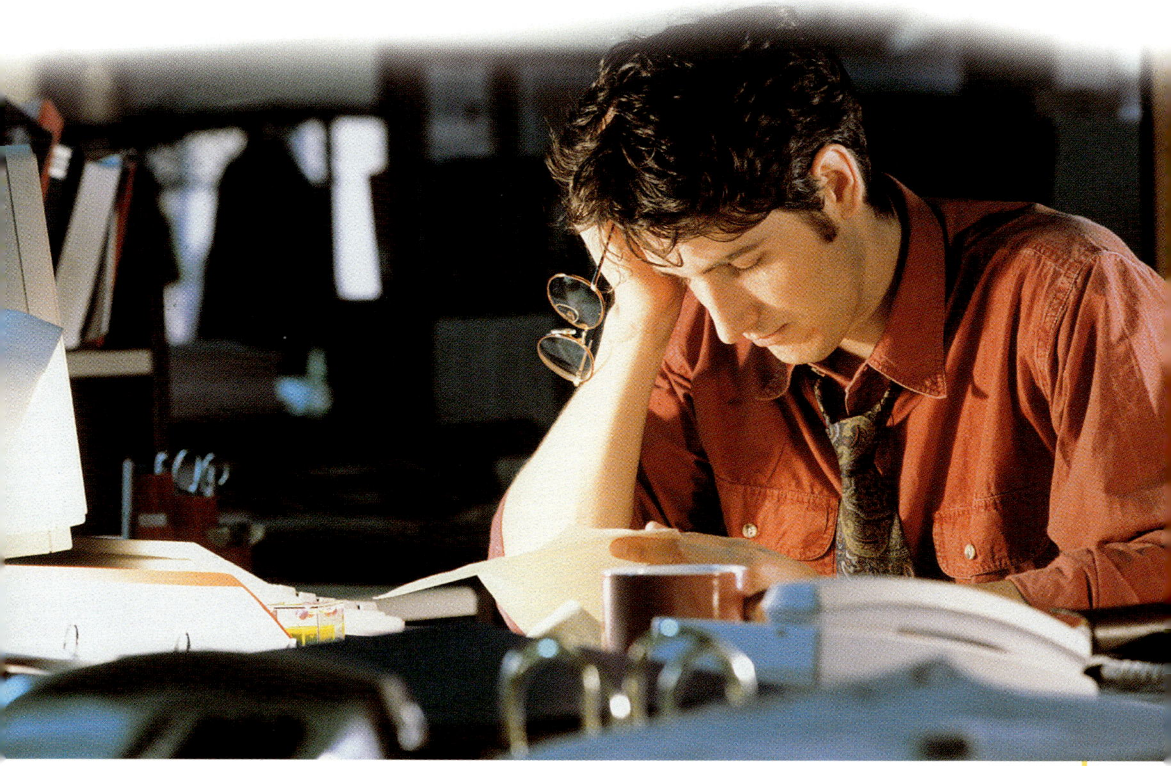

Wir brauchen ein leistungsfähiges Gehirn, um klare Gedanken fassen zu können. Und unser Gehirn braucht die richtige Nahrung, um optimale Leistung zu bringen.

Natürliches Gehirn-Doping

Günter Grass schrieb seine »Blechtrommel« mit täglich viel Linsen und Hammel. Eiweiß pur. Was macht aus Harald Schmidt einen blitzschnellen Denker, einen Meister der Talkshows? Die Antwort: Schlagfertigkeit, geistige Frische, Kreativität – und dafür sorgen Hormone und Nervenbotenstoffe. Die können auch Sie sich selber machen: aus Vitalstoffen. Wenn Sie viel am Schreibtisch sitzen, Verantwortung tragen, häufig Stress haben oder ständig kreativ sein müssen, dann braucht Ihr Gehirn vitale Unterstützung: Natürliches Brainfood. Und Ihr Körper scharfe Waffen gegen den Stress.

Essen für Denker

Starten Sie den Tag mit Obst und einem mageren Milchprodukt und, wenn Sie mögen, zusätzlich mit Müsli. Snacken Sie Natur: Trockenfrüchte, Cashewnusskerne, Sonnenblumenkerne, Obst, Gemüse. Lassen Sie Rie-

gel & Co liegen, denn sie führen über den Tanz der Hormone direkt ins Leistungstief, so dass dem Gehirn schnell der Zucker ausgeht. Knabbern Sie Rohkost. Zum Beispiel täglich 2 Stangen Sellerie. Sie senken binnen 2 Wochen hohen Blutdruck. Die Wirksubstanz heißt 3-n-Butyl-Phthalid und mindert die Stresshormone im Blut, die das Zusammenziehen der Gefäße verursachen.
Alle 4 Stunden sollten Sie Ihre leeren Eiweißtanks mit mageren Eiweißsnacks auffüllen. Also: Hüttenkäse mit Kräutern, Quark, Buttermilch, Kefir, Joghurt, Dickmilch oder ein Eiweißshake – immer kombiniert mit Obst. Ideales Mittagessen: Fisch, Geflügel mit Gemüse und vorher eine große Schüssel Salat. Natürlich können Sie auch einfach einen Teller voll Gemüse essen oder eine dicke Portion Obstsalat, Kartoffeln mit Quark .... Mehr Anregungen finden Sie ab Seite 110. Und abends? Auch hier gilt: Greifen Sie zu »Lightprodukten« der Natur wie Pasta mit Tomatensauce, Naturreis mit Pilzen, Fisch, zartes Lamm und viel Gemüse.

Frischzellenkur für das Gehirn: Spurenelemente

Wer Stress hat und Verantwortung trägt, muss mehr Energie aus Kohlenhydraten gewinnen. Besonders wichtig ist das für Gehirn und Nerven, die fast ausschließlich Zucker (Glukose) als Energienahrung annehmen. Im Gegensatz zu allen anderen Zellen, die man auch mit Fettmolekülen beheizen kann. Doch das Gehirn bekommt nur genug Nachschub, wenn alle Enzyme ackern. Und die brauchen als Bausteine Spurenelemente wie Mangan und Chrom.

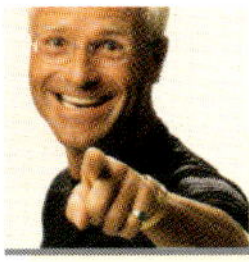

Mein Tipp für Sie

Der Denker-Cocktail

DIESE VITALSTOFFE halten Ihre Gehirnzellen munter, schenken Ihnen eine dicke Portion Fröhlichkeit – und wappnen Sie gegen Stress. In Zeiten, wo (zu) viel von Ihnen verlangt wird, sollten Sie auf folgende Tages-Dosen achten. Lassen Sie sich von Ihrem Arzt die Blutwerte bestimmen, und besprechen Sie mit ihm, wie Sie leere Tanks gezielt auffüllen.

◆ VITAMINE

10 – 40	Milligramm Vitamin B_1
10 – 40	Milligramm Vitamin B_2
150	Milligramm Vitamin B_3
10 – 40	Milligramm Vitamin B_6
10	Mikrogramm Vitamin B_{12}
5	Milligramm Beta-Carotin
3	Gramm Vitamin C (in Stresszeiten)
400	Milligramm Vitamin E
800	Mikrogramm Folsäure (Manager-Herz-Prophylaxe ab 40 Jahre)

◆ MINERALSTOFFE

1 – 4	Gramm Kaliumsalz
1,5	Gramm Kalzium
600	Mikrogramm Magnesium

◆ SPURENELEMENTE

250	Mikrogramm Chrom
5	Milligramm Mangan
200	Mikrogramm Selen
25 – 50	Milligramm Zink

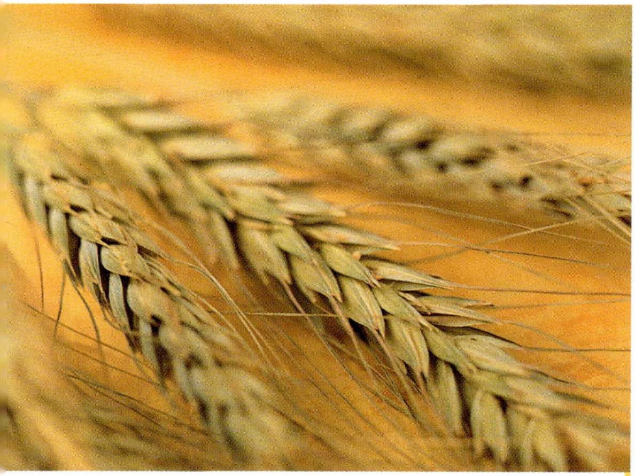

Vollkorngetreide und Produkte aus Vollkornmehl sind eine hervorragende Quelle für alle B-Vitamine.

Mangan dirigiert Energie zum Gehirn

Mangan ist der Dirigent im Kohlenhydratorchester. Mangan leitet, überwacht und löst den Abbau von gespeicherten Kohlenhydraten in den Gehirnbrennstoff Zucker aus. Wenn Sie 2 Stunden konferieren, Ihr Blutzuckerspiegel langsam abfällt, wenn Ihrem Gehirn der Zucker ausgeht, Sie müde werden – dann müsste Mangan angreifen. Und die Enzyme ankurbeln, welche die Vorräte in Leber und Muskeln knacken. Sie aber bleiben müde, fahrig, unkonzentriert, sind leistungsunfähig am Schreibtisch – weil Sie sich nicht um Ihr Mangan kümmern. Eine typische Sünde der Kopfarbeiter! 85 Prozent der 20.000 von mir untersuchten Manager hatten eindeutig zu wenig Mangan im Blut.
Da steckt's drin: Vollkorn, weiße Bohnen, Erbsen, Grünkohl – und jede Menge im schwarzen Tee.

Chrom schubst den Zucker in die Zellen

Gute Nerven, geistige Frische, Fitness – dafür wird viel Chrom gebraucht. Doch misst man des gestressten Managers Blut, stellt man häufig einen massiven Mangel fest: Der Arzt findet nur 5 Chrom-Ionen, ein Viertel der nötigen Menge. Ohne ausreichend Chrom ist man ständig müde, unkonzentriert, verzagt, unruhig, nervös. Denn Chrom sorgt für den Glukose-(Blutzucker)-Einstrom in die Zellen. Füllt man Chrom in die leeren Tanks, sind Gehirn und Nerven bestens mit dem Energietreibstoff versorgt, man ist stets gut drauf. Darin steckt's: Getreide, Samen, Kerne, Nüsse, Naturreis, Pilze und Fleisch.

Schlau mit B-Vitaminen

Die Gruppe der B-Vitamine ist die wichtigste für ein junges Gehirn. Und Vitamin-B-Mangel taucht bei uns häufig auf. Hauptgrund: zu wenig Vollkorn, Kantinenessen und Fast Food bestimmen unsere Ernährung.

Happy-Food fürs Gehirn: Vitamin B_1

Vitamin B_1 (Thiamin) wird auch das Gute-Laune-Vitamin genannt: Ein Mangel führt zu einem Verlust an Lebensfreude, schwächt das Gehirn und macht depressiv. Das Gehirn lebt von Zucker, und das Vitamin B_1 sorgt dafür, dass es ausreichend davon bekommt.
Mangelt es Ihnen an B_1 – das tut es, wenn Sie Vollkorn meiden und Baguette, Schokolade und Riegel lieben – dann leiden Sie höchstwahrscheinlich auch unter kribbelnden Händen, Muskelschwäche, Schlafstörungen (nur

nicht am Schreibtisch) und vielleicht sogar schon unter chronischer Müdigkeit. Vitamin B_1 polstert die Nerven, aber Stress raubt dem Nervensystem diesen wichtigen Stoff. Null Konzentration, ein nachlassendes Gedächtnis und schwache Nerven charakterisieren den B_1-Mangel-Denker.
Wie kommen Sie an B_1? Indem Sie Zucker, Weißmehl und geschälten Reis meiden, denn diese Nahrungsmittel entziehen dem Gehirn das B_1. Gute Quellen sind Vollkornprodukte.

Brain-Energie: Vitamin B_2

Auf die Stressmühle folgt irgendwann Arbeitsunlust, dazu brennende Augen, rissige Mundwinkel und Müdigkeit. Grund: Dauerstress frisst die B_2-Moleküle, und das Noradrenalin bleibt mangels B_2 (Riboflavin) in der Niere, statt im Gehirn für Euphorie und Geistesgegenwart zu sorgen. Riboflavin heizt in jeder Körperzelle die Energiegewinnung an, baut Fette und Eiweiß auf und ab – auch die weckenden Botenstoffe im Gehirn. Gute Lieferanten sind Vollkorn- und Milchprodukte sowie grünes Blattgemüse.

> **TIPP**
>
> ### *Wie kommen Sie an Niacin?*
>
> INDEM SIE genügend Eiweiß aufnehmen. Alle 4 Stunden. Das kurbelt die körpereigene Niacinproduktion an. Und: Niacin steckt in Vollkornprodukten, Geflügel, Thunfisch, Eiern. Damit es seine weckende, glücklichmachende Wirkung im Gehirn noch besser entfalten kann, sollte ein täglicher Waldlauf eingeplant werden.

Fitness für Gehirnzellen: Vitamin B_3

Wie Vitamin B_2 arbeitet Niacin (Vitamin B_3) als Bestandteil vieler Enzyme im Energiestoffwechsel mit. Es lädt Körper und Geist mit Power auf. Es sorgt dafür, dass genügend Sauerstoff im Blut ist, was wiederum die Gehirnzellen weckt. Und Niacin kümmert sich darum, dass alle Nerven funktionieren. Stress futtert Niacin. Die Folge: Konzentrations- und Merkstörungen. Orthomolekularmediziner geben Niacin bei geistiger Verwirrung, Alzheimer, Schizophrenie.

Vitamin B_5: Das Anti-Stress-Vitamin

Vitamin B_5 (Pantothensäure) sorgt für mentale Fitness und geistige Frische. Es ist beteiligt an der Energiegewinnung in jeder Zelle. Und: Ohne Pantothensäure kein Acetylcholin – der Nervenbotenstoff, der im Gehirn zu höheren Leistungen verhilft, also Lernen und Merken, Logik und Brillanz fördert. Menschen mit einem hohem Acetylcholinspiegel haben auch einen hohen IQ, ihr brillanter Intellekt macht sie zu den Gewinnern im Leben: Sie können schnell, differenziert und klug urteilen.
Da Pantothensäure zudem wichtig für die Bildung von Adrenalin ist, dem Hormon, das Stress überstehen lässt, gilt es als Anti-Stress-Hormon. Erschöpften und Nervösen verhilft Pantothensäure gemeinsam mit den anderen B-Vitaminen zu Kraft und stabilen Nerven.
Pantothensäure steckt nicht im Weißmehl. Sie müssen schon Vollkornprodukte, vor allem Hafer, essen. Viel Vitamin B_5 liefern Pilze, Brokkoli, Milch, Geflügel, Bierhefe und Lachs.

Vitamin B_6: Pyridoxin – den Namen müssen Sie sich merken

Vitamin B_6 sorgt für ein gutes Gedächtnis und Superlaune. Denn ohne Pyridoxin gibt es keine Nervenbotenstoffe, die Impulse, Gedanken, Ideen oder Befehle weiterleiten. Studien zeigen: Nach der täglichen Einnahme von 20 Milligramm Vitamin B_6 über einen Zeitraum von 3 Monaten verbessert sich die Gedächtnisleistung signifikant. Vitamin B_6 gehört ebenfalls zu den Enzymen, die Energie bereitstellen. Es sorgt dafür, dass das Gehirn genügend Zucker bekommt und – über die Bildung roter Blutkörperchen – genügend Sauerstoff, dem Lebenselixier geistiger Frische. Ein Mangel kommt relativ häufig vor und äußert sich in Form von Depressionen, Müdigkeit, Krampfzuständen, Schwäche, Schlafstörungen, nervösen Beschwerden, Entzündungen, Übelkeit, Erbrechen und Immunschwäche. Vitamin B_6 steckt in Meeresfrüchten, Sardinen, Lachs, Vollkorn, Nüssen, Weizenkeimen, Rosenkohl, Möhren.

Vitamin B_{12} bremst die Demenz aus

Fehlt es an Vitamin B_{12} (Cobalamin), fehlt es an Verstand. Denn ohne Cobalamin kann – ähnlich wie ohne Vitamin B_6 – kein einziges Zellprotein hergestellt werden: kein Nerv, kein Blut, kein Hormon, kein Gedanke. In jeder Körperzelle sorgt es für Wachstum und Zellteilung. Ohne B_{12} werden die durch Stress oder freie Radikale beschädigten Zellen nicht mehr repariert, sie altern, sterben ab. Zu wenig führt zu Blutarmut und Nervenstörungen. Gedächtnisschwäche, Senilität, Demenz, Alzheimer. Der Mangel entwickelt sich schleichend, schon ab 40, und macht sich ab 60 erst bemerkbar. Denn die Magenschleimhaut produziert mit zunehmendem Alter immer weniger vom sogenannten Intrinsicfactor – das ist ein Eiweißstoff, den man für die Aufnahme von Vitamin B_{12} aus der Nahrung braucht. B_{12} steckt übrigens nicht nur in tierischen Lebensmitteln wie Fleisch, Fisch, Geflügel oder Milchprodukten, sondern auch ein wenig in Vergorenem wie Sauerkraut. Spätestens ab 50 sollten Sie, um nicht den Verstand zu verlieren, ein Vitamin- B_{12}-Präparat nehmen. Dosis: 5 bis 15 Mikrogramm.

Mehr Geisteskraft durch Aminosäuren

Wer viel denken muss, Stress hat oder Verantwortung trägt, braucht mehr von den hirnaktiven Eiweißbausteinen für gute Laune, Überblick, Jugend, Optimismus, Kreativität und Euphorie. Essen Sie Eiweiß – ohne Fett: mageren Fisch, Frischkäse, mageres Geflügel. Essen Sie Leben: frisches Obst und Gemüse. Ruhig auch mal wie die stets quirligen Japaner: Fisch in seiner rohen Form. Und wenn Sie am Schreibtisch sitzend nicht kochen können, shaken Sie sich einen Eiweißdrink. Dann sind Sie ausreichend mit den gehirnaktiven Aminosäuren Phenylalanin, Thryptophan, Threonin und Tyrosin versorgt.

Aufputschmittel der Natur: Tyrosin

Diese Aminosäure wurde im Falklandkrieg den Bomberpiloten gegeben, um sie 20 Stunden wach zu halten. Sie müssen keine Kampfpillen schlucken: Tyrosin können Sie sich selbst machen. Indem Sie Eiweiß ohne Fett essen. Tun Sie das alle 4 Stunden. Nur

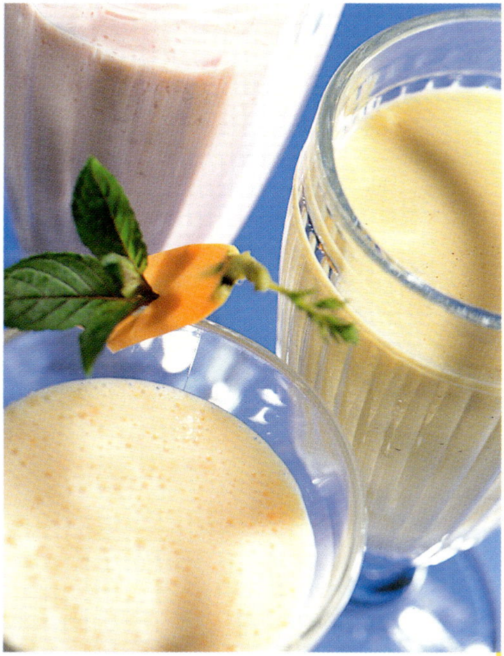

Ein hoher Eiweißspiegel bedeutet genug Aminosäuren, die fürs Gehrin arbeiten. Optimal ist deshalb ein Eiweißdrink.

wenn der Gesamteiweißspiegel hoch ist, steht dem Gehirn genug Eiweiß zur Produktion von Tyrosin zur Verfügung. Das Sie wach, leistungsfähig und konzentriert hält. Tyrosin hilft der Gedächtnisleistung messbar auf die Sprünge. Studien zeigen: Tyrosin verringert in Stress-Situationen den Abfall physischer und psychischer Leistung. Zudem wird Tyrosin als Antidepressivum eingesetzt.

Threonin hält jung und hellwach

Es gibt noch eine muntere Aminosäure: Threonin. Sie wirkt über das Endothel, die Innenhaut der Blutgefäße. Threonin weitet die Blutgefäße – auch im Kopf: Es lässt Sie klar denken und steigert die Konzentrationsfähigkeit. Ein hoher Threoninspiegel schützt vor Herzinfarkt, Schlaganfall, schleichender Demenz. Kennen Sie Ihren Threoninspiegel im Blut (siehe Umschlagklappe hinten)? Wenn nicht, dann lassen Sie ihn von Ihrem Arzt messen. Ein Mangel bedeutet fast immer Müdigkeit bis hin zu Herzbeschwerden.

Phenylalanin für Euphorie und Kreativität

Sie essen einen guten, mageren Fisch mit Zitrone. Und in fünf blitzschnellen Stoffwechselschritten bilden Sie das Hormon Noradrenalin, das Hormon der Gewinner, das optimistisch und glücklich stimmt. Das Eu-Stress-Hormon, welches kreative Flügel verleiht, wenn etwas Kompliziertes schnell gehen muss. Das Herz schlägt schneller, pumpt das Gehirn voll mit Wachheit. Noradrenalin ist ganz einfach herzustellen. Sie

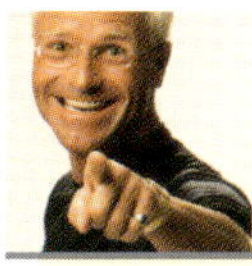

Mein Tipp für Sie

Tyrosin braucht Phenylalanin

DER ARZT kann im Blut Ihren Phenylalaninspiegel messen. Wenn er hoch ist, also bei 51 bis 61 Milligramm/Liter liegt, dann ist auch genügend Baustoff für den Muntermacher Tyrosin vorhanden. Tyrosin gibt es in der Apotheke zur Nahrungsergänzung: 200 Milligramm L-Tyrosin verwandelt Belastung in positive Herausforderung.

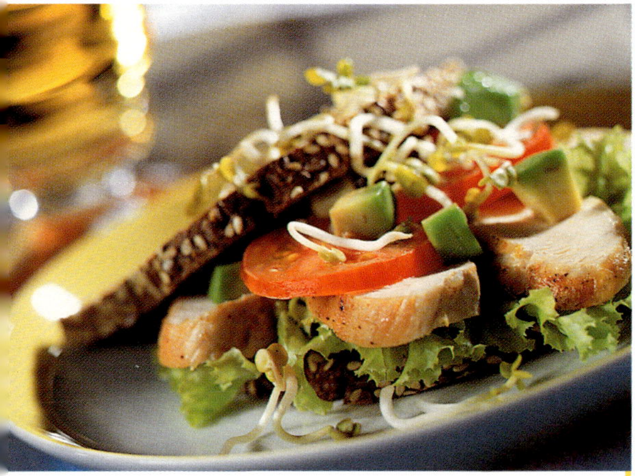

Lassen Sie sich Rohkost, Vollkornbrot und mageres Geflügel schmecken – darin stecken Power-Aminosäuren fürs Gehirn.

brauchen nur die Aminosäure Phenylalanin. Einer der wirkungsvollsten Psychostoffe, die wir in eiweißreichen Lebensmitteln finden. Viel steckt in Fleisch, Fisch, Geflügel, Sojaprodukten, magerem Käse. Etwas steckt auch in Gemüserohkost, Vollkornprodukten, Naturreis, Kartoffeln, Eiern, Milch.

ACTH für noch mehr Kreativität

Noradrenalin setzt wiederum ACTH frei, das den Geist klar und munter macht. Weil es das Fett zwischen den Gehirnzellen wegbrennt und somit den Gedankenfluss zwischen den Zellen wieder ermöglicht. Immer, wenn ACTH und Noradrenalin den Geist auf Höchstform bringen, steigt auch der Blutspiegel an Endorphinen an, unserem körpereigenen Rauschgift. Das uns Schmerz vergessen lässt und uns von den Zehenspitzen bis zu den Haarwurzeln in ein Glücksgefühl taucht. Aus Noradrenalin, ACTH und Endorphin entsteht die Siegermentalität.

Magnesium und Vitamin C mischen mit

Damit das Hormonfeuerwerk durch Eiweiß ausgelöst werden kann, bedarf es zweier Katalysatoren: Magnesium und Vitamin C – und von diesen haben die meisten Menschen zu wenig im Blut. Fehlt Vitamin C, so bremst die Hirnanhangdrüse die ACTH-Abgabe, und wir werden vergesslich, müde, schlapp, einfallslos und verlieren auch jegliches Charisma. Lassen Sie Ihre Werte messen. Heben Sie Ihren Magnesiumspiegel mit 400 Milligramm Magnesium und Ihre Vitamin-C-Speicher mit 1 bis 3 Gramm Vitamin C täglich auf. Dann essen Sie noch einen mageren Fisch – und Sie werden zum Sieger.

Tryptophan: Ein Maß für das Glück

Der Tryptophanspiegel im Blut entscheidet, ob Sie ernst sind, unglücklich und depressiv gegen den Wind kämpfen. Oder ob Sie als begnadeter Überflieger mit Rückenwind das Leben meistern. Denn aus Tryptophan bildet der Körper Serotonin. Serotonin ist das Hormon, das fröhlich macht und Überblick verschafft – im übrigen auch Eigenschaften, die ein Chef haben sollte. Tryptophan entstresst und hilft gegen Schlafstörungen. Sie müssen nur mageres Eiweiß essen – wie Fisch –, denn Fett verzögert die Verdauung und verhindert den Serotoninflash im Gehirn. Essen Sie 1 Stunde nach dem fettarmen Fisch noch ein leichtes Dessert. Denn Kohlenhydrate (Glukose) locken das Blutzuckerhormon Insulin. Es sorgt dafür, dass Tryptophan ins Gehirn strömt – so wird es zu Serotonin, Glück und guter Laune. Tryptophan finden Sie in: Rindfleisch, Geflügel wie Huhn und Pute, Thunfisch, Hülsenfrüchten, Milch, Hüttenkäse, getrockneten Datteln, Bananen.

Die 9 besten TIPPS

Das hilft beim Denken

➤ 1. Trinken Sie!

Vormittags schon 1,5 Liter Wasser. Flüssigkeit dopt Reaktion, Koordination, Konzentration. Kaffee raubt Geisteskräfte, weil er den Körper dehydriert (entwässert).

➤ 2. Täglich Tomatensaft

Freie Radikale zerstören die sensible Zellmembran, so daß viel Kalzium und Natrium in die Zelle strömen. Folge: Bluthochdruck. Abhilfe: Täglich 1 großes Glas Tomatensaft. Es senkt mit seinem Kalium den Natriumspiegel. Magnesium aus der Apotheke gleicht den Kalziumspiegel aus.

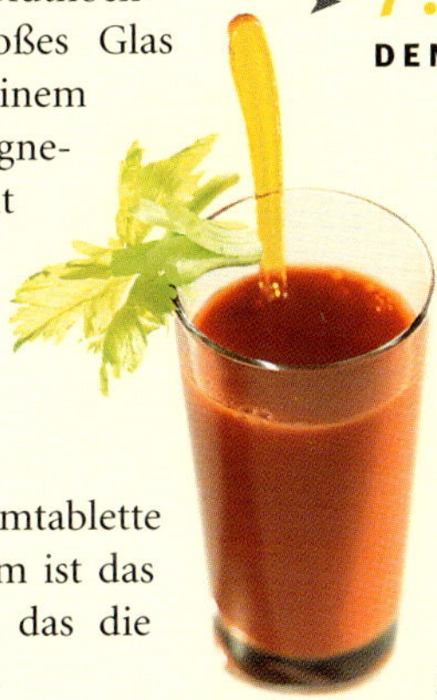

➤ 3. Kalzium statt Valium

Gestresst? Dann sollte 1 Kalziumtablette in Ihrem Glas sprudeln. Kalzium ist das wirksamste Beruhigungsmittel, das die Natur kennt. Dosis: 1,5 Gramm.

➤ 4. Abschalten mit Vitamin C

Nehmen Sie abends noch Vitamin C (200 bis 500 Milligramm). Es ist beteiligt an der Synthese von Neurotransmittern, die Ihnen beim Abschalten helfen.

➤ 5. Schlafmittel unnötig

Besser ist »Eiweiß plus Glukose = Serotonin« abends kurz vor dem Schlafengehen: 1 Magerjoghurt oder ein Stück Putenschnitzel. Dann vor dem Zähneputzen ein süßes Betthupferl.

➤ 6. Sauerstoff macht agil

Kein Organ verprasst so viel Sauerstoff wie das Gehirn, und je mehr Sie ihm schenken, desto agiler ist es. 100 Prozent mehr Sauerstoff bekommt Ihr Gehirn nur, wenn Sie laufen: langsam, leicht, locker, lächelnd.

➤ 7. Fertigprodukte lassen den Geist rosten

Meiden Sie Fertigprodukte. Fast jede E-Nummer auf dem Etikett steht für einen Inhaltsstoff, den die Körperabwehr als Fremdling unwillkommen heißt.

➤ 8. Kantinenessen plus Folsäure

Wenn Sie häufig in die Kantine gehen, dann fehlt Ihnen Folsäure – und Noradrenalin. Es macht hellwach und konzentriert, läßt Stress zum Vergnügen werden.

➤ 9. Fisch macht glücklich

Neue Studien zeigen: Omega-3-Fettsäuren aus Seefisch kurbeln die Serotoninproduktion im Gehirn an. Das Glückshormon macht gute Laune, dämpft Depressionen. Entweder zweimal pro Woche Seefisch oder Omega-3-Kapseln aus der Apotheke.

POWER FÜR FITNESSFANS

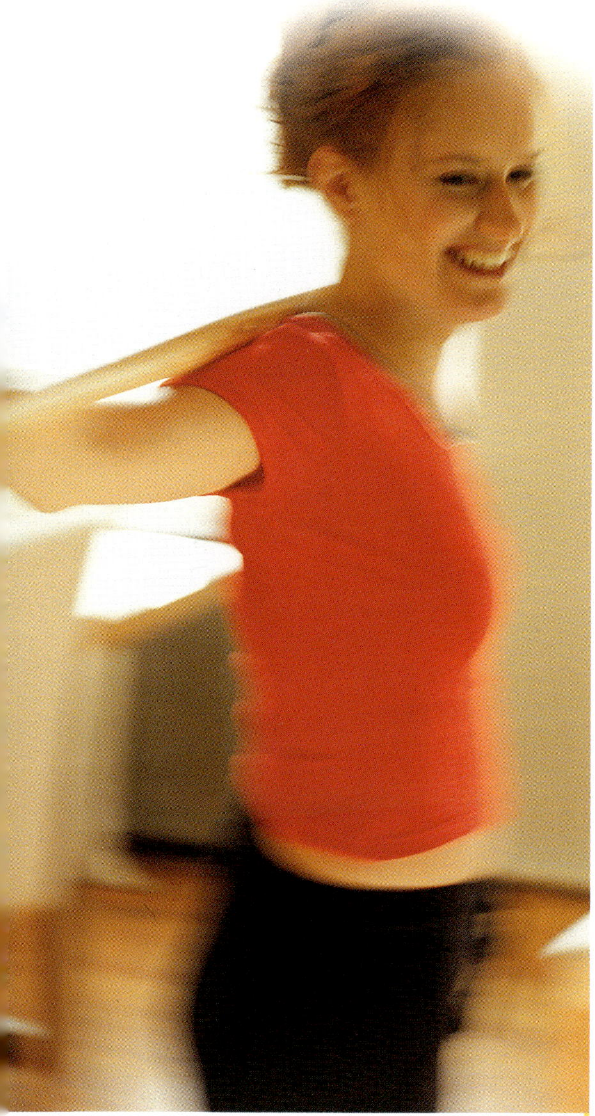

Es genügt nicht, sich durch Sport fit zu halten – dazu gehört auch die richtige Versorgung mit Vitalstoffen.

Zu Turnschuhen gehört Fitnesskost

In nur einer Dekade wurde aus dem ranken und schlanken Joschka Fischer, wie er selbst sagt, »ein wandelndes Fass von Mensch. Der sichtbare Ausdruck einer persönlichen Krise«. Einst Fitnessfreak, war sein »Aktionsradius auf die Größe eines Bierdeckels geschrumpft«. Er spürte, wie es ist, »wenn man sich in Richtung Herzinfarkt bewegt«. Und wusste, er musste etwas ändern. Joschka Fischer entschied sich für »einen langen Lauf zu sich selbst«. Und begann 112 Kilo schwer im Sommer '96 sein »neues Leben in Laufschuhen und der Morgendämmerung«. Binnen eines Jahres verlor er joggend 37 Kilo an den Rheinauen.

Obst, Salat, pflanzliche Öle, Fisch und Meeresfrüchte halten fit

Joschka Fischer verschlang nicht nur 10 Kilometer täglich, sondern auch Gesundheit. Er orientierte sich an der »gesunden und bäuerlichen Küche der Toskana – fettarm, reich an Rohkost, Gemüsen, Kohlenhydraten, Olivenöl und zugleich überaus lecker«. Ohne über Fitnesskost nachzudenken, traf Joschka Fischer ganz spontan die richtige Entscheidung: »Die tierischen Fette habe ich auf meinem Speiseplan weitgehend reduziert, Pasta und Gemüse dominierten den Tisch, Fisch und Meeresfrüchte, zudem Brot, Obst, Salat.« Das macht ihn heute noch für Stadt- und Polit-Marathon fit.
Und was hält Sie fit für Ihren Alltags-Marathon? Egal ob Sie an Geräten trainieren, Tennis spielen oder dem Ausdauersport frönen,

fest steht: Wer schwitzt, Fett ab- oder Muskeln aufbaut, braucht mehr Vitalstoffe. Keine einzige unserer 70 Billionen Körperzellen wird aktiv ohne deren Mitarbeit. Die winzigen Moleküle regieren über Schlappsein und Fitness. Couchpotatoes können bis auf Seite 84 weiterblättern – oder vielleicht doch lieber lesen: Denn so mancher Vitalstoff weckt erst die Lust auf Bewegung.

Essen für Fitnessfans

Einst dopte man Sportler mit Steaks krank, dann schlug das Sportlerherz nur mit Nudeln glücklicher. Was macht nun wirklich fit? Zunächst haben es aktive Sportler gut: Sie müssen keine Fettaugen zählen, denn jedes Gramm wird in den Muskeln verbrannt. Tour-de-France-Meister strampeln lockere 11.000 Kalorien pro Tag ab. Sie setzen die Weizenkeimölflasche an. Denn diese Kalorienmenge kann man dem Körper kaum ohne den Hauptenergielieferanten Fett zuführen. Nudelpartys, Energiedrinks und -riegel tun ein Übriges. Aber wie sieht der Fitness-Teller für den Breitensportler aus? So wie für den Schreibtischtäter, nur etwas voller. Denn für Wohlbefinden und Leistungskraft gilt für alle Menschen das Gleiche: Man startet in den Tag mit viel Obst, einem mageren Milchprodukt und Haferflocken und achtet auf alle 4 Stunden Eiweiß ohne Fett (siehe Tabelle Seite 23), damit die Aminosäuren ungebremst zum Muskel kommen. Dazu gibt's natürliche Kohlenhydrate (Vollkornprodukte, Nudeln, Reis, Obst und Gemüse), damit der angestrengte Körper nicht etwa Muskeleiweiß als Zuckerquelle fürs Gehirn heranzieht. Wertvolle ungesättigte Fettsäuren in Form von Olivenöl puschen Powerhormone. Und sonst braucht ein Fitnessfan nur noch ein wenig mehr Mineralstoffe und Vitamine

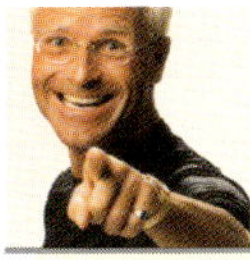

Mein Tipp für Sie

Der Fitness-Cocktail

WICHTIG: Fitnessfans brauchen geringere Mengen als Leistungssportler. Ihr Arzt bestimmt die Blutwerte. Füllen Sie leere Depots gezielt auf. Dieser Vitalstoffmix steuert Sie in Richtung Fitness.

◆ **VITAMINE**	
10 – 40	Milligramm Vitamin B_1
10 – 40	Milligramm Vitamin B_2
150	Milligramm Vitamin B_3
10 – 40	Milligramm Vitamin B_6
10	Mikrogramm B_{12}
5	Milligramm Beta-Carotin
bis zu 3	Gramm Vitamin C
400	Milligramm Vitamin E
800	Mikrogramm Folsäure
100	Milligramm Coenzym Q_{10}

◆ **MINERALSTOFFE**	
25 – 50	Milligramm Eisen
1,5	Gramm Kalzium
bis zu 4	Gramm Kaliumsalz
300 – 600	Milligramm Magnesium
800	Milligramm Phosphor

◆ **SPURENELEMENTE**	
200	Mikrogramm Chrom
200	Mikrogramm Jod
2 – 5	Milligramm Mangan
200	Mikrogramm Selen
25 – 50	Milligramm Zink

als der Couchpotatoe. Denn Sportler schwitzen und verlieren Mineralien, sie haben einen agileren Stoffwechsel, sie verbrennen mehr Kalorien, und dafür verbrauchen sie auch mehr Vitalstoffe.

Mehr Muskeln: Doping der erlaubten Art

Schwillt der Muskel etwas an, strafft sich die Haut, man sieht jünger aus. Sie müssen nicht unbedingt ein Kraft-Training machen, auch wenn Sie täglich laufen, gewinnen Sie Muskeln. Doch wer pro Tag 10 bis 15 Minuten mit Hanteln oder dem Theraband verbringt, läßt gezielt Muskeln wachsen – und erntet mehr Power, weil der Blutspiegel an Testosteron ansteigt. Muskeln bilden Sie aber nur, wenn genügend Baustoff vorhanden ist. Der Muskel besteht aus Eiweiß. Das klingt banal, ist aber wichtig. Essen Sie also Eiweiß.

➤ **INFO**

Fitness aus der Apotheke?

IST MANCHMAL in Ordnung, aber sprechen Sie vorher mit Ihrem Arzt: Leistungs- und Kraftsportler holen sich Arginin und Lysin für eine Fünf-Wochen-Kur in der Apotheke. 3 bis 5 Gramm Arginin, 2 Gramm Lysin täglich, abends eingenommen, verhelfen zu mehr Muskeln und weniger Fett. Täglich 5 Gramm Kreatin helfen, Muskeln aufzubauen und fördern die Leistung. Wer probieren will, ob Karnitin seine Leistung und Wohlbefinden verbessert: 1 Gramm L-Karnitin pro Tag als Nahrungsergänzung.

Achten Sie auf folgende Fitness-Aminosäuren

➤ ARGININ UND LYSIN: Daraus baut sich Ihr Körper das Wachstumshormon, das Muskeln aufbaut. Die beiden Aminosäuren stecken in Haferflocken, Milchprodukten, Eiern, Geflügel und Meerestieren.

➤ LEUCIN: Ist wesentlich für muskuläre Ausdauer und körperliche Leistungsfähigkeit. Ein Mangel schwächt den ganzen Körper. Essen Sie sofort nach dem Training einen Eiweißsnack ohne Fett (Hüttenkäse, Joghurt, Geflügel), oder mixen Sie sich einen Eiweißdrink. Vor dem Training hilft es nicht. Die Aminosäure Leucin hat nach neuesten wissenschaftlichen Erkenntnissen einen einzigartigen Effekt auf Ihre Muskeln: Sie stimuliert die Eiweißsynthese, baut also Muskeln auf und hält den Blutzucker stabil, so dass dem Gehirn der Zucker nicht ausgeht.

➤ KARNITIN: Es transportiert Energie in den Muskel. Es gibt kaum einen ambitionierten Sportler, der sich nicht von L-Karnitin-Pulver (aus der Apotheke) das Fett in die Muskeln transportieren lässt – und so an Ausdauerkraft gewinnt. Leider kommen Studien zu unterschiedlichsten Ergebnissen. Eindeutig gesichert ist nur: L-Karnitin verbessert die sportliche Aktivität von Herzpatienten und bremst Alzheimer aus. Man kann mit der Ernährung nur viel aufnehmen, wenn man Unmengen Fleisch isst. Übrigens: L-Karnitin hilft auch Spermien auf die Sprünge, macht sie beweglicher. Ein gutes Eiweißpulver enthält Karnitin.

➤ KREATIN: Diesen Eiweißstoff nehmen Sportler, wenn es auf Schnelligkeit und Kraft ankommt. Sie werden dadurch fixer, weil der Energiespeicher an Kreatin-Phosphat in der

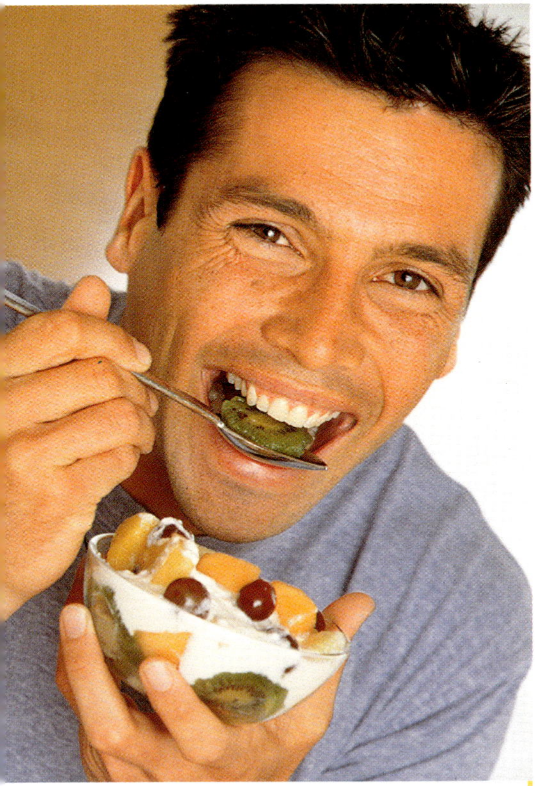

Essen Sie Müsli mit Joghurt oder Hüttenkäse nach dem Training, um den Aufbau von Muskeln zu unterstützen.

Muskelzelle erhöht wird. Kreatin steckt in Fleisch und Fisch, wir nehmen täglich etwa 1 Gramm auf – zu wenig für aktive Menschen. Sie müssten 4 Kilo Rindfleisch für 5 Gramm Kreatin essen. Das kann man nicht empfehlen. Übrigens wird Kreatin auch vom Gehirn verstoffwechselt. Mancher Brainfood-Experte behauptet: Kreatin macht clever. Studien zeigen: Kreatin senkt hohe Blutfettwerte. Und, das ist neu: Kreatin kann natürlichen Muskelschwund bremsen.

Leibwächter der Fitness: Mineralien

Schwitzend gehen Sportlern die Mineralien aus. Deshalb gilt für sie als erste Regel: Viel trinken, und zwar mineralstoffreiches Mineralwasser, gemixt mit Apfelsaft – das ist besser als jeder Iso-Drink. Den Rest holt man sich vom Fitness-Teller und aus der Apotheke.

Phosphat – das Feuer des Lebens

Ernährungspäpste erzählen immer, wir hätten zuviel Phosphat. Dank Fast Food. Hyperaktive Kinder müsse man nur auf Phosphatdiät setzen. Wenn man aber die Phosphatmenge im Blut seiner Mitmenschen misst, wie ich das 10.000-mal getan habe, dann stellt man das Gegenteil fest: Jeder Zweite hat nämlich zu wenig von dem Stoff, ist ständig müde, kommt früh nicht aus dem Bett, fühlt sich schlapp. Weil er keine Energie hat. Phosphat ist die zentrale Energiequelle der menschlichen Zelle.

Power für Ihr Lebensfeuer

In den Kraftwerken der Zelle verbrennt Phosphat wie ein Streichholzkopf. Und wird sofort wieder mit Hilfe der Energie aus der Nahrung aufgebaut. Sie verbrennen Phosphat – und bauen es wieder auf – jeden Tag. Damit der Phosphatkreislauf in Ihrem Körper aufrechterhalten bleibt, brauchen Sie ständig Phosphat. Dieser Mineralstoff spielt eine zentrale Bedeutung für Ihre Fitness, Ihre Lebensenergie. Lassen Sie deshalb unbedingt Ihren Phosphatspiegel messen, bevor Sie auf Ernährungspäpste hören und zu wenig von diesem wichtigen Vitalstoff aufnehmen.

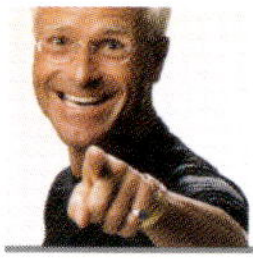

Mein Tipp für Sie

Essig kurbelt die Produktion von Magensäure an

Ähnlich wie Eisen und Eiweiß benötigt Kalzium ein saures Milieu im Magensaft. Viele Menschen produzieren aber mit zunehmendem Alter immer weniger Magensäure. Die Folge: Für den Stoffwechsel nicht verwertbares Kalzium gelangt ins Blut und kristallisiert in Gelenken aus. Das äußert sich in Gelenkschmerzen, keinen Bock mehr auf Sport. Abhilfe schafft ein wenig Essig zum Essen: Ein Salat vorher säuert den Magensaft an und stimuliert die Abgabe von Magensäure. Auch Milchzucker (Laktose) fördert die Aufnahme von Kalzium und Magnesium im Darm. Gibt's im Reformhaus oder in der Apotheke.

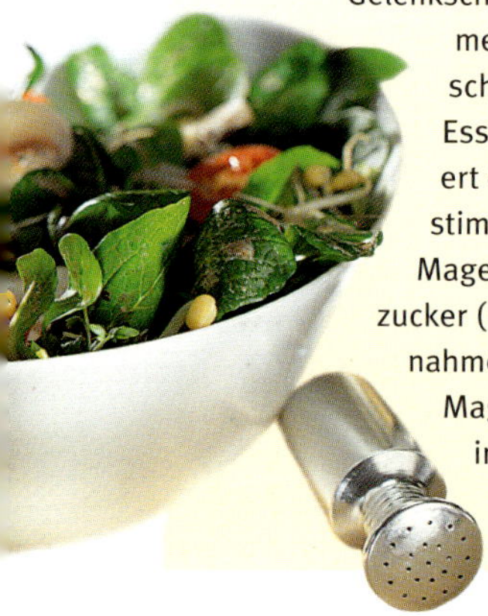

Kalium nimmt Muskeln bleierne Schwere

Es füllt Ihre Kohlenhydratspeicher auf, organisiert Ihren Wasserhaushalt und kontrolliert die Muskeln. Wer schwitzt, verliert viel von diesem lebenswichtigen Mineralstoff. Bei Kaliummangel funktionieren Ihre Muskeln nicht mehr, Ihre Beine fühlen sich schwer und schwach an. Sie leiden unter Unmut bis Apathie. Reiche Quellen sind Sojabohnen, getrocknete Aprikosen, Weizenkeime, Kartoffeln, Weizen, Spinat, Bananen, Hülsenfrüchte, Naturreis. Und natürlich die Apfelsaftschorle.

Kalzium – das schnelle Stress-Salz für feste Knochen

99 Prozent Ihres Körperkalziums (insgesamt etwa 1,2 Kilogramm) stecken in den Knochen. Jede Bewegung pumpt Kalzium in Ihr Skelett und schützt Sie vor Osteoporose (Knochenschwund). Das restliche 1 Prozent Kalzium untersteht Ihrem Nervensystem. Es erfüllt sensible Aufgaben bei der zellinternen Weiterleitung von Nervenreizen – organisiert das Spiel zwischen Nerven und Muskeln.
Sportler brauchen viel Kalzium: Weil es unabdingbar ist für schnelle Reaktionen wie Flucht, Angriff, Schlagfertigkeit. Deswegen wird es auch das schnelle Stress-Salz genannt. Ein Mangel zieht die Bremse beim Laufen, macht die Muskeln schwach, beeinträchtigt die Koordination und Bewegung des Sportlers. Milch und Milchprodukte sind besonders reich an Kalzium.

Magnesium – das Salz der Belastbarkeit

Mitochondrien sind die Kraftwerke in den Zellen. Je mehr Mitochondrien, desto mehr Leistungskraft und Lebensenergie. Es gibt eine sensationelle Möglichkeit, diese Kraftwerke des Lebens zu vermehren: mit Magnesium. Magnesium ist die schnellste Art und Weise, einen 10-Kilometer-Läufer um 1 unmögliche Minute zu verbessern. Magnesium erzeugt mehr Kraftwerke, erhöht Schnelligkeit und Konzentration – das gilt übrigens

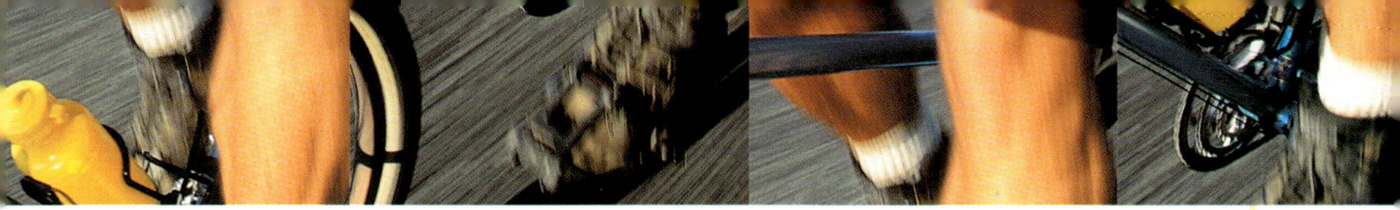

Training und eine auf Ihre Bedürfnisse abgestimmte Ernährung sind Voraussetzung für kräftige Muskeln.

➤ INFO

Vitamin C fördert das Eisen

EISEN BENÖTIGT ein saures, säurehaltiges Milieu im Magen, um so aufbereitet zu werden, dass es durch die Darmwand in das Blut transportiert werden kann. Vitamin C begünstigt es auf seinem Weg ins Blut. Deswegen verhilft der frischgepresste Orangensaft beim Essen zu mehr Eisen.

auch für den Schreibtischmarathon. Muskeln verbrauchen viel Magnesium. Auch wenn Sie schwitzen, strömt das Lebenselixier mit heraus. Da der Körper für das Sportlermineral keine Tanks hat, muss es regelmäßig zugeführt werden.

Selen für die Leichtigkeit

Selen macht das Herz stark, das Blut flüssig und hilft mit, dass Muskeln mit Sauerstoff versorgt werden. Außerdem ist Selen ein sogenannter Chelator: Es bindet Giftsubstanzen, die uns müde machen, die Leistungskraft rauben, wie Cadmium und Quecksilber, um sie aus dem Körper auszuscheiden. Und das Erhebendste an diesem Edelstein der Natur: Selen steuert die Psychohormone, schenkt Leichtigkeit und innere Dynamik – macht Fitness zum Spiel.
Spitzensportler, die mit einem Lächeln ins Ziel laufen, haben einen Selenspiegel von 200 Mikrogramm/Liter. Das ist übrigens der durchschnittliche Normalwert der Weltbevölkerung. Aber Sie haben mit Sicherheit nicht mehr als 70 in Ihrem Blut, denn Deutschland, Österreich und die Schweiz sind ein Mangelgebiet in Bezug auf dieses wertvolle Spurenelement. Denn es wurde vor 40.000 Jahren zusammen mit Jod von den Gletschern zu einem großen Teil aus den Böden gewaschen. Enthalten ist Selen vor allem in Vollkornprodukten, Naturreis, Pilzen, Spargel, Knoblauch, Käse, Eiern, Fisch und Fleisch.

Eisen – Sauerstoffs Bruder

Eisen sorgt für Vitalität und Ausdauer. Ohne Eisen keine Leistung, vor allem keine Ausdauerleistung, im Sport und am Schreibtisch. Eisen ist Teil des roten Blutfarbstoffs Hämoglobin. Es zirkuliert somit in rund 35 Milliarden roten Blutkörperchen in jedem von uns. Hämoglobin bindet Sauerstoff in der Lunge und transportiert ihn zu allen unseren Körperzellen, die ohne Sauerstoff eingehen würden.
Mit jedem Gramm mehr Muskulatur brauchen Sie mehr Eisen. Wenig Eisen bedeutet: keine Leistung, schlappe Muskeln. Wer Sport treibt, verbrennt Fett, und das Enzymheer im Kampf gegen die Fettpölsterchen futtert Eisen. In einem agilen Energiestoffwechsel wird mehr Eisen umgesetzt. Schwitzend geht es verloren, und aus dem Essen wird höchstens 20 Prozent vom Körper aufgenommen. Gute Quellen sind Innereien, Sojabohnen, Hülsenfrüchte, Vollkornprodukte, Fleisch, Geflügel und Rotwein.

Die 10 besten TIPPS

FIT WIE EIN TURNSCHUH

➤ 1. B-VITAMINE HELFEN AUF DIE SPRÜNGE

Sportler brauchen mehr davon. Unter Vitamin-B-Mangel bringen selbst austrainierte Sportler lediglich gebremste Leistung. Die Vitamine dieser Gruppe heizen die Energiegewinnung der Zelle kräftig an, helfen beim Sauerstofftransport in die Zellen, sorgen für Muskelaufbau.

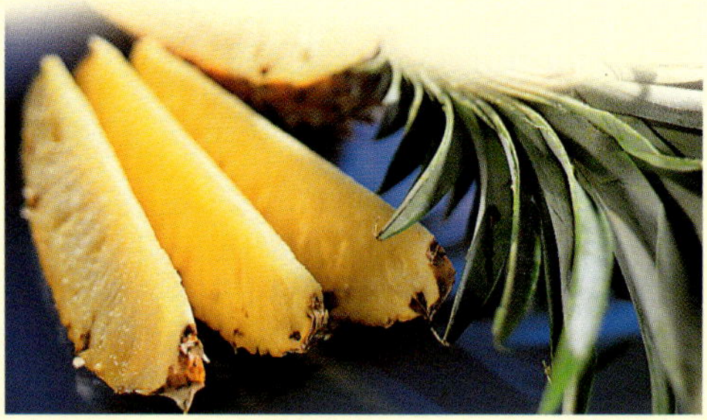

➤ 2. BROMELAIN: DAS SPORTPFLASTER

Das Enzym der Ananas hilft den Muskeln, sich schnell zu erholen, lindert Schmerzen und beschleunigt Heilungsprozesse nach Sportverletzungen. Gibt's in Kapseln in der Apotheke.

➤ 3. CHROM FÜR MEHR MUSKELN, WENIGER FETT

US-Studien zeigen: Sportler, die täglich 200 Mikrogramm Chrom einnahmen, steigerten binnen 6 Wochen ihre fettfreie Körpersubstanz um 44 Prozent. Die Sportler mit Placebo nur um 7 Prozent.

➤ 4. APFELESSIG STÄRKT KONDITION UND AUSDAUER

Er verbessert eine mangelhafte Sauerstoffversorgung der Muskeln. Tipp: Abends vor dem Schlafengehen ein Gläschen verdünnten Apfelessig trinken.

➤ 5. SPORTLICHE KNOCHEN MIT VITAMIN D

Das Sonnenvitamin (wir können es mit Hilfe von UV-Strahlen in unserer Haut bilden) regelt den Kalzium- und Phosphatstoffwechsel, stärkt so die Knochen. Vitamin D stimuliert Osteoblasten, die knochenbildenden Zellen. Dort steckt's drin: in geräuchertem Aal, Lebertran (Kapseln), Matjeshering, Avocado, Pilzen, Hühnerei, Milch, Sahne, Käse.

➤ 6. FETT ERWÜNSCHT

Sportler wollen Muskeln anlegen und verzichten deshalb oft auf Fett. Folge: Hüfte und Po wachsen, Bizepse schwinden. Denn ohne Fett keine Hormonbildung und ohne Hormone kein Muskel. Spezial-Tipp: Täglich Olivenöl und 2 Teelöffel Lein- oder Borretschöl extra zu sich nehmen.

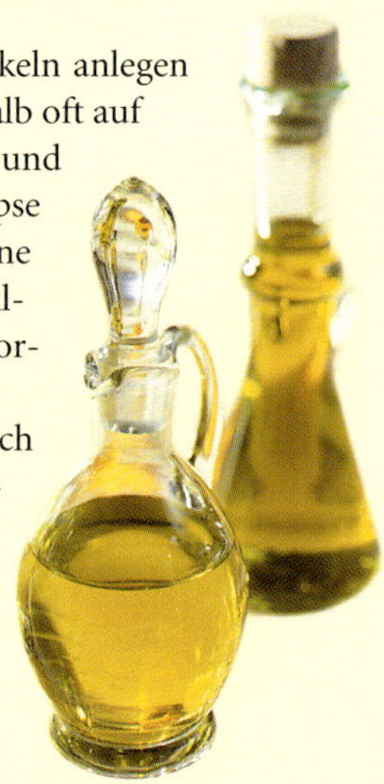

➤ **7. HISTIDIN STATT EPO**

Histidin verbessert die Eisenaufnahme und die Bildung der roten Blutkörperchen. Diese Rolle hat Epo übernommen – ein Hormon der Niere, welches Wundermenschen unglaublich lange, steile Berge in ganz unmöglichem Tempo hochfahren lässt – zum Beispiel bei der Tour de France. Eiweißreiche, fettarme Ernährung oder ein gutes Eiweiß-Präparat versorgt Sie täglich mit 5 bis 9 Gramm Histidin.

➤ **8. ANABOLIKA UNNÖTIG**

Nehmen Sie lieber Zink. Es baut Eiweiß aus der Nahrung in Körpereiweiß um – in Muskeln und das Powerhormon Testosteron. Enthalten ist Zink in Leber, Eigelb, Muskelfleisch, Getreide. Vollgepumpt mit Zink sind Austern.

➤ **9. TÄGLICH OBSTSALAT**

Machen Sie es wie Michael Schumacher. Essen Sie täglich eine Schüssel voll Obstsalat. Und Sie werden beim täglichen Wettschwimmen um den Erfolg im Leben stärker sein: dynamischer, ausdauernder – und Sie gewinnen mit souveräner Leichtigkeit.

➤ **10. FIT IM BETT**

Täglich 30 Minuten Laufen, mit einem Puls unter 140, erhöht den Testosteronspiegel so, dass manche Frauen und Männer aus Angst vor Seitensprüngen ihrem Partner sogar das Joggen verbieten wollen.

Jod – der Urstoff der Energie

Der Motor allen Lebens und unserer Vitalität entspringt der Schilddrüse. Sie baut aus Jod und Tyrosin ihre Hormone, die als Zündholz in all den kleinen Energieöfchen der Zellen dienen. Ohne Jod null Energie, null Fitness. Man friert ständig, fühlt sich hundemüde, schlapp, kaputt.
Sportler verlieren Jod mit dem Schweiß: 10 Mikrogramm Jod pro Liter. 10 Prozent der durchschnittlich aufgenommen Menge. Wir nehmen im deutschen Jodmangelgebiet höchstens 100 Mikrogramm auf. 200 sind aber nötig. In Fitnessdrinks ist nichts drin.

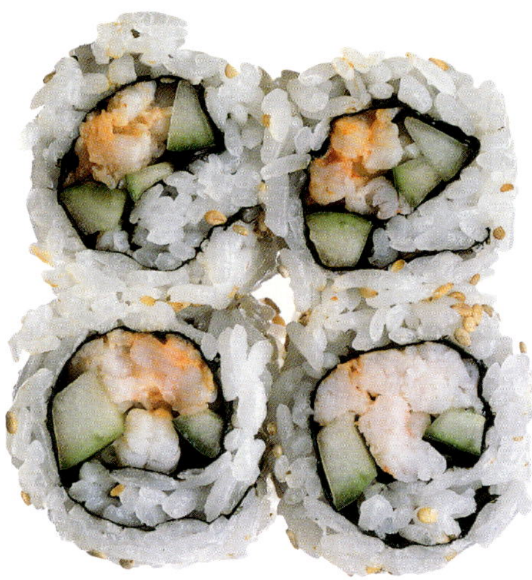

Und Jodsalz ist nur ein Tropfen auf den heißen Stein. Gehen Sie auf jeden Fall nach einem Gespräch mit Ihrem Arzt in die Apotheke. Essen Sie Algen und Fisch – zum Beispiel in Form von Sushi! Denn der Energiebringer Jod kommt fast nur aus dem jodhaltigen Meerwasser.

Zauberformeln für Beauties

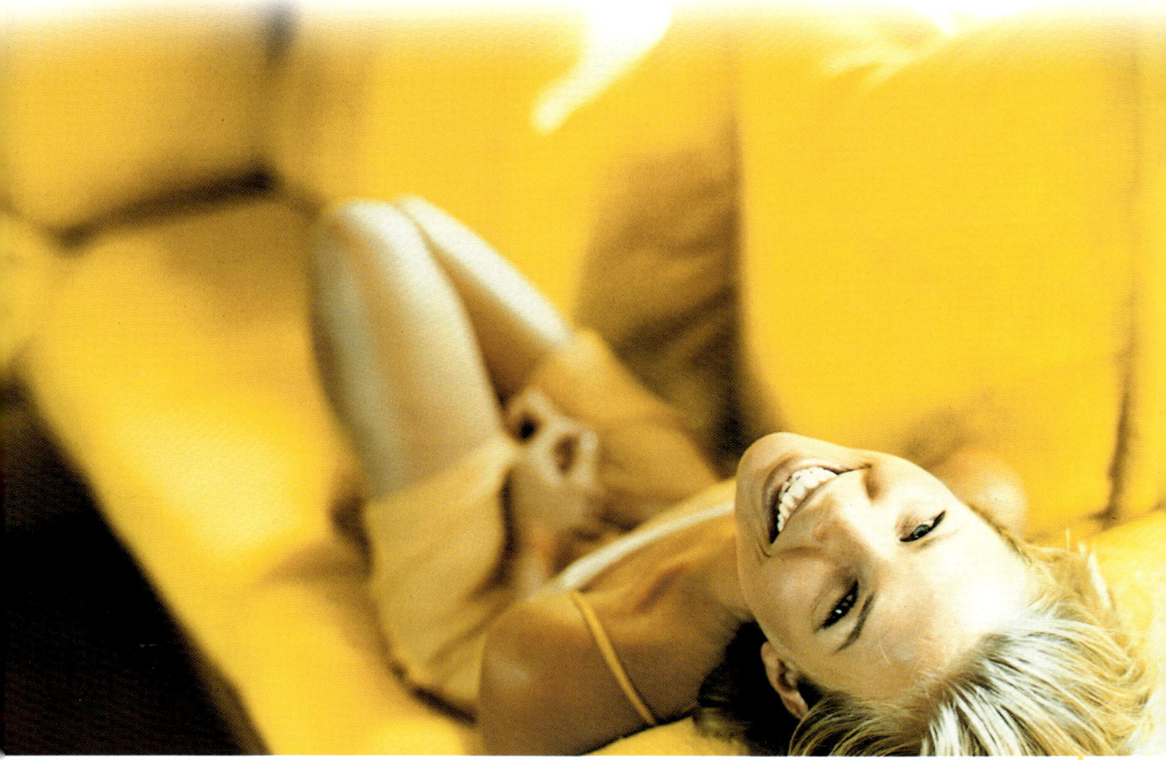

Schönheit kommt von innen – aber nur, wenn man sich auch darum kümmert. Achten Sie bei Ihrer täglichen Ernährung besonders auf die Vitalstoffe, die Haut und Haare brauchen.

Vitalstoffe statt Skalpell

Es gibt Menschen wie Senta Berger – wunderschön und ewig jung. Ein Gengeschenk der Natur? Ja sicher, aber nicht nur. Diese Menschen pflegen Schönheit und Jugend von innen. Tun Sie das auch, statt sich morgens vor dem Spiegel über fahle Haut, stumpfes Haar und Fältchen zu ärgern. Da muss nicht gleich der Schönheitschirurg ran. Die Natur hilft. Pro Sekunde bastelt Ihr Organismus aus Baustoffen der Nahrung 10 Millionen neue Zellen: verjüngt die Haut, bringt Glanz und Fülle ins Haar, kräftigt Fingernägel. Nur läuft diese Zellerneuerung mit dem Älterwerden eben nicht mehr 100-prozentig vollständig ab. Sie aber haben die Bremse in der Hand. Achten Sie auf die Beauty-Stoffe auf dem Teller, und holen Sie sich eine Extra-Portion aus der Apotheke. Übrigens: Einige der Vitalstoffe wirken von innen und außen.

Der Beauty-Tag

Starten Sie morgens mit Obst. Es liefert die Stoffe, aus denen kräftiges Haar, zarte Haut, straffes Gewebe ist. Vor allem Exoten (Papaya, Ananas) reinigen die Haut von innen. Rühren Sie ruhig einen Teelöffel Honig in Ihren grünen Tee, er liefert Biotin. Das Müsli dazu versorgt Sie mit B-Vitaminen – für glänzendes Haar und gut durchblutete Haut. Der Eiweißsnack in Form von Molke, Buttermilch, Quark mit Obst, oder ein Eiweiß-Shake, liefert Nachschub für Glückshormone, die die Augen leuchten lassen und Enzyme, die beschädigte Hautzellen reparieren.
Mittags: Gemüse mit Reis oder Vollkornnudeln. Denn Ballaststoffe schleppen Giftstoffe aus dem Darm, das zeigt sich in zarter, rosiger Haut. Reis entwässert den Körper, entfernt Schlackenstoffe. Stillen Sie jeden kleinen Hunger mit Obst, oder knabbern Sie rohe Gemüsestangen.
Abends: Ein magerer Fisch oder Geflügel, damit nachts das Wachstumshormon, das die Haut regeneriert, Stoff zum Arbeiten hat. Trinken Sie viel Mineralwasser und Gemüsesäfte, und gönnen Sie sich tagsüber öfter mal Obstsaft.

Vitamine und Mineralstoffe für die Schönheit

Mit 26 Buchstaben kann man wunderschöne Prosa schreiben, Romane, Novellen und Dramen. Fehlt nur ein Buchstabe, wird das Werk unleserlich. Auch Ihr Körper ist ein Buch. Vitamine und Mineralien die Buchstaben. Fehlt einer, wird das Gesamtwerk unansehnlich. So meiden Sie die Tippfehler der Natur.

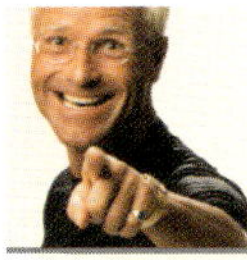

Mein Tipp für Sie

Der Beauty-Cocktail

DIESE VITALSTOFFE füllen leere Körper-Kontos auf, damit Ihr Körper in Schönheit investieren kann. Natürlich sind auch alle anderen Vitalstoffe mit an dem Kunstwerk Schönheit beteiligt. Am besten ist: Ihr Arzt bestimmt Ihre Blutwerte. Und Sie füllen dann Ihre Defizite gezielt auf.

◆ **VITAMINE**

150	Milligramm Vitamin B_3
10–40	Milligramm Vitamin B_6
5	Milligramm Beta-Carotin und andere Carotinoide
100–500	Mikrogramm Biotin
3	Gramm Vitamin C (bei Cellulite)
400	Milligramm Vitamin E
400	Mikrogramm Folsäure
10–30	Milligramm Panthotensäure

◆ **MINERALSTOFFE**

400	Milligramm Magnesium

◆ **SPURENELEMENTE**

150–250	Mikrogramm Chrom
2–4	Milligramm Kupfer
150 – 500	Mikrogramm Molybdän
200	Mikrogramm Selen
25–50	Milligramm Zink

Carotine wappnen gegen den Jugendfeind: die Sonne

Warum streckt die Pflanze ihre Blüten und Blätter der Sonne entgegen, ohne – wie der Mensch – durch die UV-Strahlen welk zu werden? Sie schützt sich mit Carotinen. Vor

➤ **INFO**

Antioxidantien halten Ihre Haut jung

DIE VITAMINE A, C, E aktivieren gemeinsam die Pigmentierung der Haut, sorgen für eine schöne Bronzehaut. Die Forschungslabors der Kosmetikhersteller fanden heraus: Mikronährstoffe wirken auch von außen. Cremes, die die Zellschutzvitamine A, C und E enthalten, machen die Haut elastischer, stärker und glätten Fältchen sichtbar.

allem, wenn Sie eine helle Haut haben, sollten Sie sich einen UV-Panzer mit Carotinen anlegen. Sie stecken in allen roten und grünen Gemüsen und Früchten: Möhren, Spinat, Kürbis, Papaya, Grünkohl, Tomaten, Petersilie, Avocado, Pfirsich und Aprikose. Bei Carotinmangel kann man auch kein Vitamin A bilden. Schönheitsfehler wie Rillen in den Fingernägeln, brüchiges Haar, trockene, schuppige, unreine Haut oder Hautausschlag, glanzlose Augen entstehen. Auch Vitamin C, E, Selen halten Ihre Haut jung.

Vitamin C beugt Cellulite vor

Eine der bedeutendsten Aufgaben von Vitamin C liegt im Verknüpfen von Eiweißfaserstrukturen zu nahezu unzerreißbarem Kollagen. Ohne Vitamin C kein Bindegewebe, keine hübsch gepolsterte Haut, sondern im Gegenteil: Falten und Cellulite. Starke Raucher erkennen dies manchmal an zahllosen kleinen Fältchen über der Oberlippe. Da bricht Kollagen zusammen, weil das meiste Vitamin C zum Neutralisieren und Entgiften von Teer und Nikotin abgezogen wird. Auf den Beauty-Teller gehören deshalb: Acerolakirsche, Sanddorn, Schwarze Johannisbeere, rote Paprika, Kiwi, Brokkoli, Fenchel, Papaya, Erdbeere und Rosenkohl.

Vitamin E hält die Haut jung ...

Vitamin E stoppt das »Photo-Aging«. Das vorzeitige Altern durch Licht. UVA-Strahlen dringen tief in die Haut, lösen einen Sturm freier Radikale aus. Folge: Elastische und feste Fasern vernetzen sich untereinander. Das Bindegewebe verliert an Elastizität, kann Wasser nur noch schlecht speichern. Die Haut wirft Falten. Abhilfe: Vitamin E von innen. Aber auch von außen – über Cremes hangelt es sich an den Haarbälgen in die unteren Schichten, wo es effektiv vor dem Altern schützt. Achten Sie auf Cremes mit 5 Prozent Vitamin-E-Zusatz. Sie beugt der Hautalterung vor. Neu: Cremes, die bis zu 25 Prozent Vitamin E enthalten, schützen vor Mallorca-Akne, lassen Ödeme verschwinden, heilen Sonnenbrand und Entzündungen.

... und bleicht Altersflecken

Auch die Zellen unter der Haut enthalten Fette. Freie Radikale lassen sie ranzig werden. So enstehen braune Altersflecken. Vitamin E schützt Fette vor dieser Oxidation und hält zudem die Haut straff, schützt vor Falten durch UV-Strahlen. Avocados, Mandeln und Olivenöl sind gute Vitamin-E-Spender. Tipp: Vitamin-E-Kapsel zerschneiden, Vitamin E pur auf Altersflecken tupfen. Das bleicht sie einfach weg.

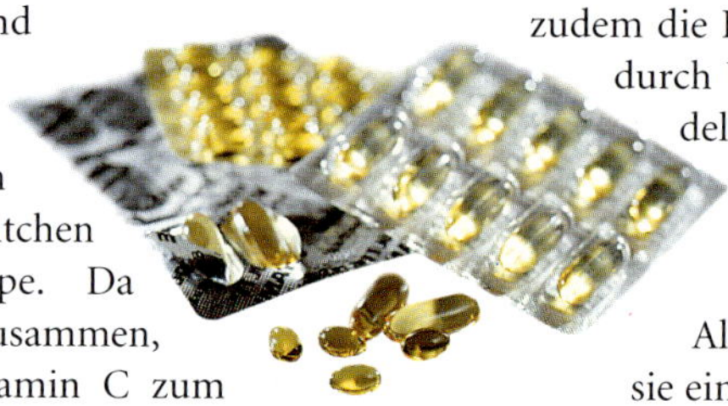

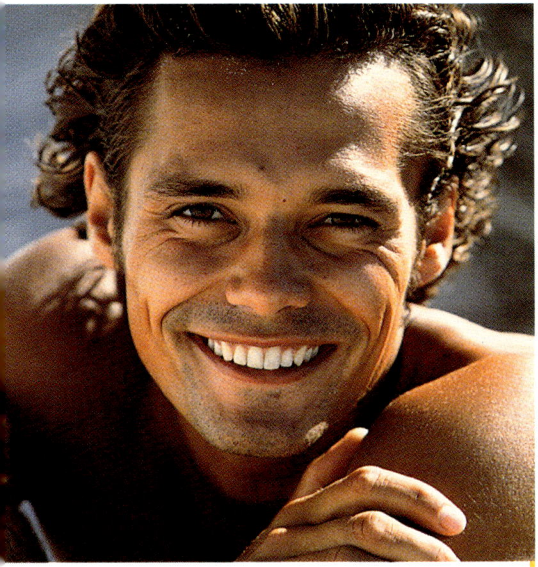

Wer schön sein will, muss keineswegs leiden – sondern nur auf die richtigen Vitalstoffe achten.

Wahre Beauty-Kombination: Vitamin B_6 und Zink

Kein Muskelaufbau, kein gesunder, kräftiger, glanzvoller Haarwuchs, keine Hautregeneration ohne Vitamin B_6 und Zink. Damit Eiweißstrukturen überhaupt aufgebaut werden können, braucht Ihr Körper Vitamin B_6, das Proteine zusammenstrickt – und Zink. Auf Vitamin B_6- oder Zinkmangel reagieren Nägel spröde, Wunden heilen schlecht, die Haare werden stumpf und können ausfallen. Auf B_6-Mangel reagiert insbesondere auch die Haut: mit Falten. Vitamin B_6 steckt in Geflügel, Avocado, Getreide, Zink in Sonnenblumenkernen. Übrigens: Orthomolekularmediziner heilen mit Zink Hautkrankheiten wie Ekzeme und Neurodermitis.

Biotin – für Haut und Haar

Biotin schleppt Schwefel in Haut und Haar und sorgt somit für Geschmeidigkeit, Glanz und Fülle. Außerdem ist es unerlässlich für feste, glatte Finger- und Fußnägel. Ohne Biotin kann sich rasch Seborrhoe bilden, eine krankhaft gesteigerte Talgabsonderung mit der Folge von Haut- und Haarschuppen oder möglicherweise auch Schuppenflechte. Biotin ist im täglich Brot nur in geringsten Konzentrationen enthalten. Am meisten noch in Milch, Linsen, Haferflocken, Vollkorn, Honig.

Molybdän für das Lächeln

Fehlt uns Molybdän, zeigt sich das am Lächeln: Ein Mangel begünstigt nämlich Karies. Enthalten ist das Spurenelement vorwiegend in Getreide, Naturreis, Hülsenfrüchten, Milch und Käse. Als molybdänreiche Nahrungsergänzung ist Bierhefe sehr empfehlenswert. Sie brauchen 150 bis 500 Mikrogramm am Tag.

Silizium schuftet für die Schönheit

Rund 1 Gramm vom Wunderstoff Silizium webt fleißig im Bindegewebe Eiweißstrukturen zusammen. Es hält Blutgefäße elastisch und fest, strafft die Haut. Silicium hat nicht zu Unrecht einen guten Ruf als Anti-Cellulite-Mineral. Es festigt auch Knochen und Zähne, weil es den Kalziumeinbau fördert. Zudem lässt Silizium Haare und Nägel wachsen. In Form von Kieselsäure nimmt man Silizium vor allem aus Getreide und Vollkornprodukten auf. Aber auch Bananen, Schnittbohnen, Petersilie und Lauch liefern das Schönheitsmineral.

Die 13 besten TIPPS

Kleine Helfer für Ihre Schönheit

➤ 1. Bierhefeflocken für reine Haut und volles Haar

Sie liefern viele Vitalstoffe für die Schönheit. Darunter Vitamin B_6 für Haut und Haar. Am besten täglich 1 Teelöffel Hefeflocken in 1/4 Liter Saft rühren und trinken.

➤ 2. Apfelessig reinigt

Er vertreibt Bakterien, reinigt den Körper von außen und innen, fördert die Verdauung, entgiftet und bringt den Stoffwechsel auf Trab. Auch mal abends auf die Haut tupfen. Erfrischt und hilft ihr, sich vom Tag zu regenerieren.

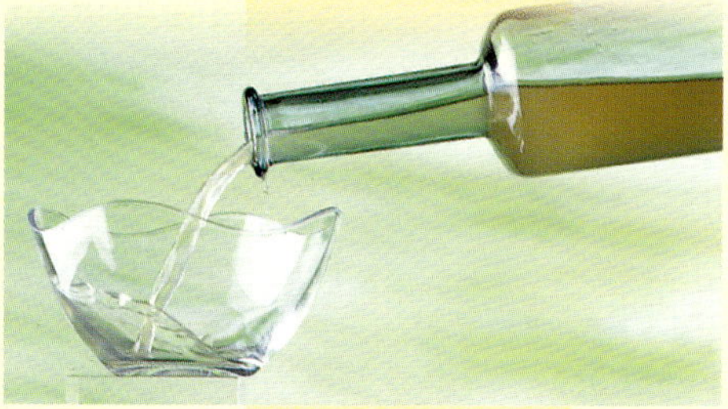

➤ 3. Kieselerde bremst das Altern von Bindegewebe und Knorpelsubstanz

Deshalb kräftigt sie Haare, Nägel, Knochen, kurbelt den Stoffwechsel an und lässt die Hormone tanzen. Das Geheimnis dahinter: Kieselerde ist reich an Silizium. Kieselerde gibt's als Gel oder Pulver in der Apotheke.

➤ 4. Weizenkeime zum Würzen

Von den Schönheitsdragees der Natur täglich 1 Esslöffel übers Essen streuen. Sie ernten: ungesättigte Fettsäuren, B-Vitamine, Vitamine D und E, Mineralstoffe wie Eisen, Kupfer und Phosphat.

➤ 5. Niacin tut der Haut gut

Dieses Vitamin verleiht der Haut einen rosigen Teint, schützt sie vor dem Austrocknen und vor UV-Strahlen. Steckt vor allem in: Avocado, Brokkoli, Feldsalat, Fenchel, Grünkohl, Honigmelone, Möhren und Paprika.

➤ 6. Enzyme frischen auf

Papain aus der Papaya und Bromelain aus der Ananas lassen die Haut rosig und frisch aussehen, weil sie die Eiweißverdauung optimieren und den Abtransport von Eiweißschlacken im Körper organisieren. Deshalb: Täglich frische Ananas oder Papaya essen.

➤ 7. Eiweiss für straffe Haut und kräftiges Haar

Die Aminosäure Lysin hält als Bestandteil des Kollagens die Haut straff und stimuliert das Wachstumshormon. Histidin verjüngt die Haut, weil sie Wachstum und Regeneration aller Körperzellen reguliert. Methionin und Cystein verleihen dem Haar Kraft, Struktur und Fülle.

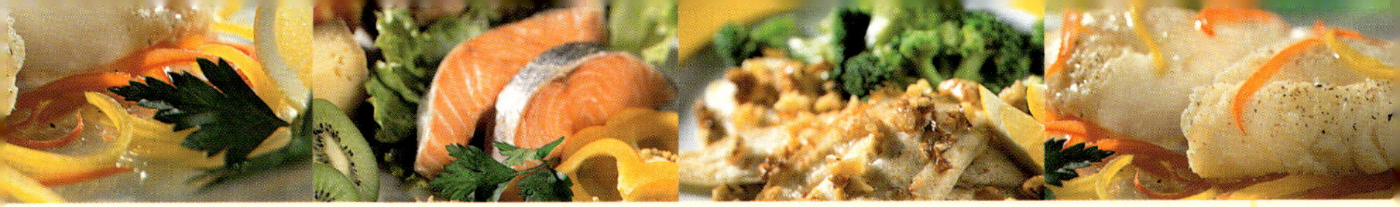

Fetthaltiger Seefisch wie beispielsweise Lachs und Hering liefern Omega-3-Fettsäuren.

➤ 8. Mineralwasser

Es ist das wirkungsvollste und günstigste Schönheitselixier. Trinken Sie täglich 2–3 Liter Mineralwasser – nicht erst, wenn der Durst kommt. Ansonsten wird das Hautwasser ins Körperinnere abgezogen, die Haut trocknet aus, wirft Falten.

➤ 9. Eisen schützt vor fahler Haut

Eisen kräftigt die Nägel, macht die Haut weich und elastisch, sorgt für eine gute Durchblutung. Viel Eisen steckt in: Fleisch, Austern, grünem Blattgemüse, Schalentieren, Trockenobst, Spargel, Vollkorn. Wenn Sie häufig müde sind und eine fahle Haut haben, lassen Sie vom Arzt Ihren Eisenspiegel messen.

➤ 10. Fetter Fisch für elastische Haut

Omega-3-Fettsäuren halten die Haut elastisch, weich und glatt, lassen Wunden schneller heilen und lindern Hautprobleme wie Neurodermitis und Entzündungen. Steckt nur in fetthaltigen Seefischen wie Makrele, Hering, Lachs, Thunfisch, Sprotte. Oder als Kapsel: 4 Wochen-Kur mit 2 Gramm täglich, dann 1 Gramm.

➤ 11. Pantothensäure färbt Haare

Melden sich die ersten grauen Haare bei Ihnen an, dann tanken Sie täglich Pantothensäure. Das B-Vitamin ist der Freund der Pigmente, stoppt das Grauwerden des Haars und fördert die Hautbräune. Es steckt in Steinpilzen, Champignons, Mungobohnen, Pumpernickel, Brokkoli. Hilft auch im Shampoo.

➤ 12. Kupfer für Nägel und Haut

Es schützt vor brüchigen Fingernägeln, bewahrt die Haut vor Pigmentstörungen. Steckt in magerem Fleisch, Fisch, Algen, Nüssen, Vollkorn, Hafer, Rettich, Roten Beten.

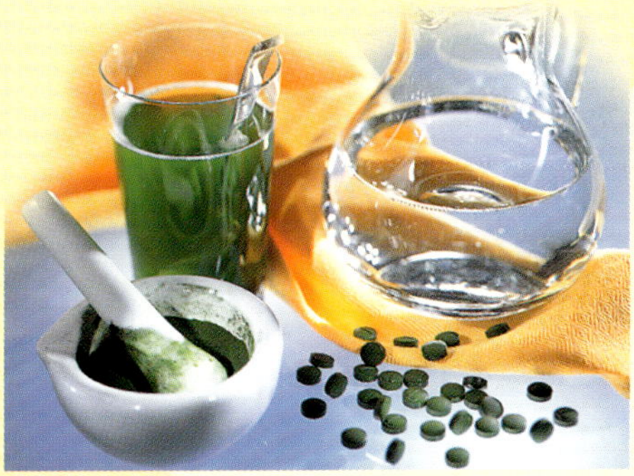

➤ 13. Ab und zu 2 Fastentage

Jeden Tag stürmen Gifte auf unseren Körper ein. Auch in unserem Darm entstehen Gifte. Sie verengen die Blutgefäße, unsere Zellen werden nicht mehr so gut mit Sauerstoff und Vitalstoffen versorgt. Die Haut wird fahl, die Haare stumpf, die Augen glanzlos. Spülen Sie mit viel Flüssigkeit (Mineralwasser, grüner Tee, Gemüsesäfte) die Gifte aus dem Körper.

FATBURNER FÜR ABNEHMER

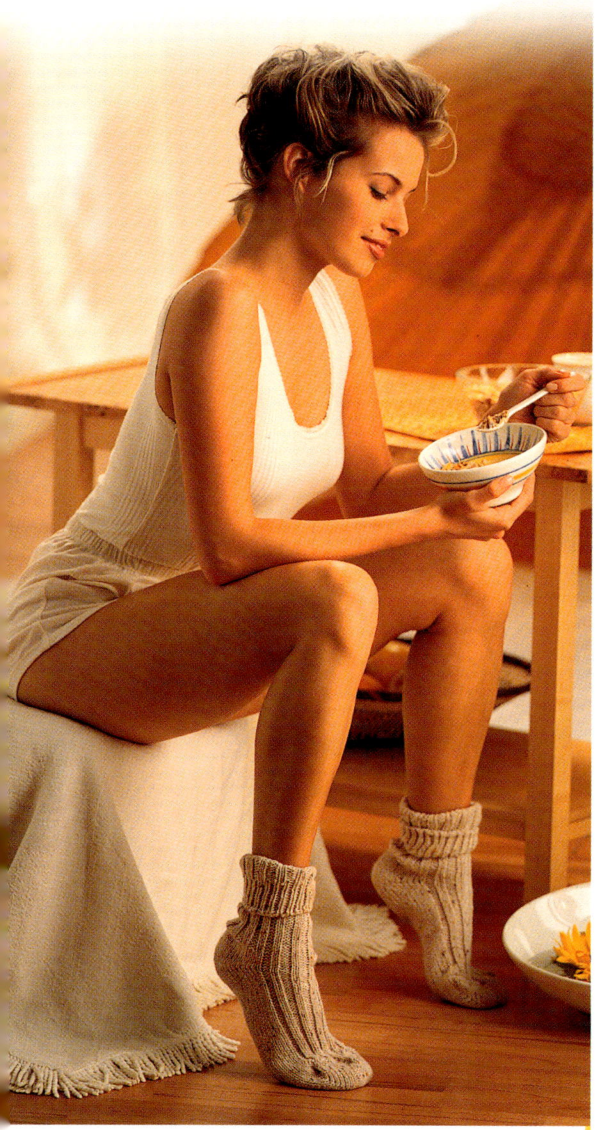

Haben Sie schon etliche Diäten erfolglos abgebrochen? Versuchen Sie's noch einmal mit Fatburnern und Fitness.

Schlankmacher statt Diät

Die Schriftstellerin Hera Lind hatte nach der Geburt ihres vierten Kindes 30 Kilo zu viel auf den Hüften und wurde sie auch wieder los. Sie sagte: »Wochenlang habe ich Nahrung nur anmeditiert.« In meinem Seminar stieg sie mit »schlanken« 58 Kilo – bei 176 Zentimeter Größe – auf die Fettwaage. Und ich musste ihr mitteilen: »Liebe Frau Lind, jetzt haben Sie Ihr Fett, Sie sind übergewichtig.« Hera Lind hatte 27 Prozent pures Fett in ihrem Körper. Für Frauen sind 20 Prozent normal. Sportlerinnen, wie die Eisschnell-Läuferin Franziska Schenk, haben sogar nur 11 Prozent Fett. Hera Lind machte den Fehler, den die meisten Abnehmer machen: Sie entzog ihrem Körper alles, was er braucht, um Muskeln aufzubauen.

Egal, welchen Nährstoff Sie weglassen, ob essenzielle Fettsäuren, Kohlenhydrate oder insbesondere Eiweiß – Ihr Körper kommt in Not und greift im Hungerstoffwechsel Muskeln an. Kiloweise schwindet Gesundheit, nur das Fett bleibt liegen. Heute läuft Hera Lind. Jeden Tag 10 Kilometer. Sie wiegt immer noch 58 Kilo, kann jetzt essen, was sie will. Denn sie hat ihre Fettmasse in Muskeln umgewandelt.

Der Diät-Irrtum

Weder das Seil um den Kühlschrank noch die Mayr-Kur lösen überflüssige Pfunde in Wohlgefallen auf. Die Frage ist nur: Was lockt die eingesperrten Fettmoleküle aus den Fettzellen hervor, und was treibt sie in die Fettöfchen, also die Mitochondrien, unserer Körperzellen? Und was heizt die Mitochondrien an, Fett in Massen zu verbrennen?

➤ TIPP

Der Body-Mass-Index ist entscheidend

ÜBERGEWICHT VERKÜRZT das Leben – und macht es beschwerlich und schmerzhaft: Bluthochdruck, Diabetes, nächtlicher Atemstillstand (Schlaf-Apnoe), Arthrose, Gicht, kaputte Gelenke, Rückenschmerzen, Gallensteine, erhöhtes Herzinfarkt- und Krebsrisiko gehen aufs Konto der Kilos. Und jeder zweite Deutsche ist zu dick. Ihr Body-Mass-Index verrät Ihnen, ob Sie zu viel wiegen. So ermitteln Sie ihn:

$$\text{BMI} = \frac{\text{Körpergewicht (kg)}}{\text{Körpergröße (m)}^2}$$

Das sagt Ihr BMI aus:
- unter 19: Untergewicht
- 19 bis 25: idealer Bereich
- 25 bis 30: leichtes Übergewicht
- über 31: starkes Übergewicht

Die Antwort lautet: Sie müssen essen, um abzunehmen. Und zwar Fatburner.
Für 95 Prozent der Menschen, die abnehmen wollen, sind Diäten die Treppe zum Dicksein. Statt die ungeliebten Pfunde auf Dauer zu verlieren, gipfelt der Kampf gegen die Pfunde in massivem Übergewicht – das nennt man den Jo-Jo-Effekt. Der Grund: Wer nicht isst, wird dick. Der durch die Diät erzeugte Vitalstoffmangel zwingt die Fettzellen, erst recht ihr Fett zu horten. Denn Vitamine, Spurenelemente, Mineralstoffe und Aminosäuren spielen eine Hauptrolle im Energiestoffwechsel des Organismus. Ohne die Arbeiter im Stoffwechsel bleibt das Fett auf den Hüften liegen.

Wie sieht ein Schlank-Teller aus?

Wie beim Feinschmecker. Sie reduzieren die Kalorien da, wo es nicht wehtut: beim Fett. Das schmälert die Hüften und verlängert Ihr Leben. Studien an 100-jährigen zeigen nämlich: Die drahtigen Leichtgewichte waren körperlich und geistig hoch aktiv – und prassten nicht mit Kalorien. Den Braten gab's am Sonntag, über die Woche half Obst,

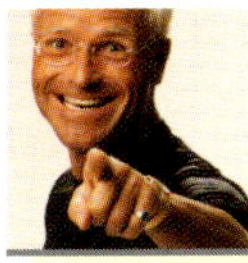

Mein Tipp für Sie

Der Abnehm-Cocktail

DIESE VITAMINE und Mineralien steuern den Energiestoffwechsel in Richtun schlank. Achten Sie darauf, dass in Ihrem Vitamincocktail täglich die folgenden Vitalstoffe enthalten sind. Natürlich hilft Ihnen der Apotheker allein nicht beim Abnehmen. Ab Seite 110 finden Sie die Schlankbasis in Form von Rezepten.

◆ VITAMINE

100	Milligramm Vitamin B_3,
40	Milligramm Vitamin B_6,
2–3	Gramm Vitamin C

◆ MINERALSTOFFE

1	Gramm Kalzium
400–600	Milligramm Magnesium

◆ SPURENELEMENTE

250	Mikrogramm Chrom
200	Mikrogramm Jod
200	Mikrogramm Selen

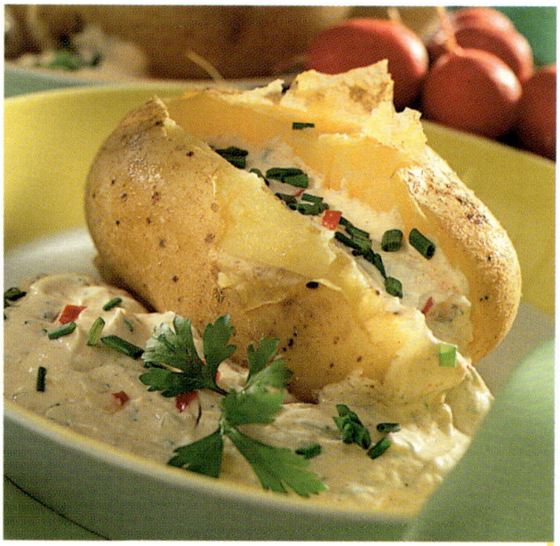

Kartoffeln mit Kräuterquark – ein leckerer Snack, der Sie mit Eiweiß, guten Kohlenhydraten und wertvollen Vitalstoffen versorgt.

Gemüse und Getreide. Halten Sie sich an mageres Eiweiß: Fisch, Geflügel, Hülsenfrüchte, Milchprodukte. Meiden Sie Weißmehl und Zucker. Achten Sie auf viel Obst und Gemüse, pflanzliche Öle, vor allem Olivenöl und Vollkornprodukte (Brot, Reis, Getreide). Mehr Worte sind hier nicht nötig, denn ab Seite 110 treten wir mit Rezepten den köstlichen Beweis an, dass Sie dabei nicht darben müssen. Wichtig ist: Der Schlankteller ist besonders reich an Biostoffen.

Eiweiß lässt Pfunde schmelzen

In erster Linie brauchen Sie Eiweiß. Denn ohne Aminosäuren bildet Ihr Körper keine fettabbauenden Enzyme, keine fettvernichtenden Hormone und keine fettverbrennenden Muskeln. Abnehmer brauchen also Eiweiß – ohne Fett (siehe Seite 23).

Wenn Sie mit Ihrer Kalorienreduktion auf Null herunterfahren, vernichtet der Körper sein eigenes Eiweiß. Er baut Muskeln ab, schädigt das Immunsystem, schwächt Nerven und Organe. Damit das nicht passiert, müssen Sie ihm Eiweiß von außen zuführen. Sie nutzen dabei die spezifisch dynamische Wirkung von Eiweiß: Um Nahrungseiweiß in Körpereiweiß umzuwandeln, schießt unser Organismus Energie zu. Er verbraucht also Kalorien, indem Sie essen.

Fatburner Eiweiß

Essen Sie alle 4 Stunden 20 bis 30 Gramm Eiweiß, also Geflügel, Fisch, Kartoffeln mit Quark, Hüttenkäse, Hülsenfrüchte, Milchprodukte. Oder Sie mixen sich einen Eiweiß-Shake. Dann sind Sie mit folgenden Eiweißstoffen versorgt:

➤ KARNITIN: Dicke Menschen haben davon oft zu wenig im Blut. Karnitin transportiert das Fett aus dem Blut in die Zellen zur Verbrennung. Ohne Karnitin keine Fettschmelze. Wer nicht genügend Eiweiß aufnimmt, dem geht auch schnell das Karnitin aus. Karnitin steckt in magerem Fleisch, Geflügel und Milchprodukten.

➤ METHIONIN: Übergewichtigen fehlt diese Aminosäure häufig. Ohne Methionin kann kein Hallo-Wach-Hormon Noradrenalin gebildet werden. Das macht sich durch Müdigkeit und Antriebsmangel bemerkbar – und das wiederum macht träge und dick. Die schwefelhaltige Aminosäure ist Baustein des Muskeleiweißes – ohne Muskeln keine Fettschmelze. Als Bestandteil von Karnitin hilft Methionin beim Abtransport der Fette zur Verbrennung. Methionin steckt in Eigelb, Fisch, Geflügel, Käse, Joghurt, Linsen, Soja.

➤ GLYCIN UND PHENYLALANIN: Die beiden Aminosäuren zügeln den Appetit. Fehlt dem Körper Glycin, dann schlägt er Alarm mit Heißhunger auf Süßes – wahrscheinlich, weil Glycin selbst süß schmeckt. Statt mit Schokolade zu prassen, lieber auf ausreichend Eiweiß achten. Phenylalanin ist der Stoff, der Ihnen hilft, die Gabel auf die Seite zu legen, obwohl der Teller noch halb voll ist. Es fördert während des Essens die Bildung des Ich-bin-satt-Hormons Cholecystokinin (CCK) – aber nur, wenn auch mageres Eiweiß auf dem Teller liegt.

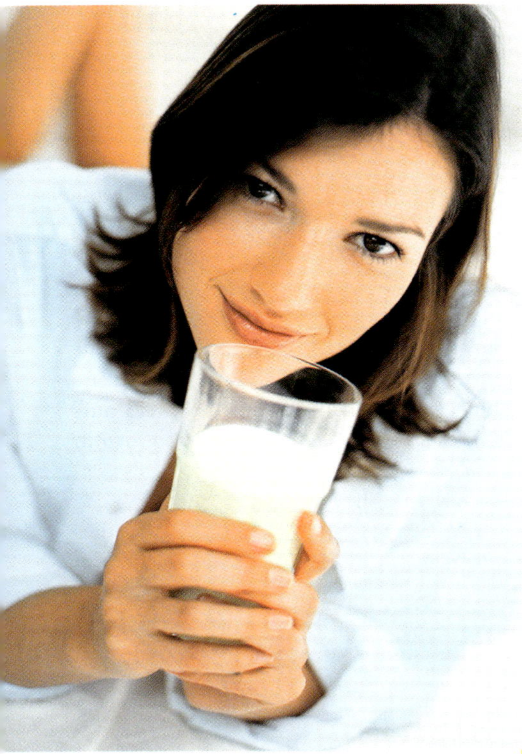

Essen oder trinken Sie Eiweiß ohne Fett – alle 4 Stunden – zum Beispiel in Form von mageren Milchprodukten.

➤ TAURIN: Einer der wirkungsvollsten Fettzehrer. Denn Taurin kurbelt in der Hirnanhangdrüse die Produktion von STH an. Dem Wachstumshormon, das, wie Sie wissen, Muskeln aufbaut und Fett vernichtet. Vor allem übergewichtige Frauen leiden häufig unter einem Taurinmangel. Denn das überflüssige Östrogen, das die Fettzellen produzieren, hemmt die körpereigene Taurinproduktion aus den beiden Aminosäuren Methionin und Cystein. Viel Taurin finden Sie in Krabben, Austern, Garnelen und magerem Fleisch.

Diese Hormone tanzen für die gute Figur

Wenn die Pfunde klammern, hilft es Ihnen nicht, zu hungern. Sie müssen mit dem richtigen Essen Ihre Hormone günstig stimmen. Denn Hormone fordern die Fettmoleküle auf, sich schleunigst zu verdünnisieren.

Glukagon hält das Dickhormon Insulin in Schach

Das Hormon Glukagon ist der Gegenspieler des Insulins, es hemmt seine dickmachende Geschäftigkeit. Während Insulin nach Zuckergenuss alle im Blut schwimmenden Fettmoleküle zu den Hüften treibt, sorgt Glukagon dafür, dass Fett aus den Fettspeichern gesaugt und zur Energiegewinnung herangezogen wird. Wer den ganzen Tag über schnelle Kohlenhydrate isst und trinkt, hindert Glukagon am Arbeiten. Die Bildung des Schlankhormons Glukagon ist auch abhängig von der Eiweißzufuhr. Nimmt man zu wenig Eiweiß auf, reduziert man die Produktion von Glukagon. Das bedeutet: Die Fettzellen bleiben voll.

Das Wachstumshormon baut Muskeln auf und Fett ab

Der stärkste Fettverbrenner im menschlichen Körper ist das Wachstumshormon. Es schmälert die Hüften, formt den Bizeps, strafft die Haut und schenkt jeder Körperzelle Jugend. Das tut es nicht, solange Sie Zucker oder Weißmehl essen. Solange Insulin regiert, hat das Wachstumshormon keine Chance. Machen Sie Ihr Wachstumshormon selbst. Wie, lesen Sie auf Seite 61.

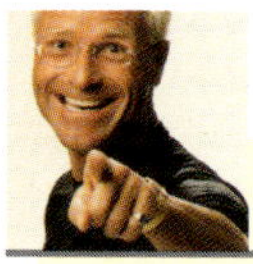

Mein Tipp für Sie

Die Waage lügt!

WENN SIE ANFANGEN zu laufen und Ihr Fett verbrennen, legen Sie Muskeln zu. Sie nehmen ab, pures Fett. Irgendwann stagniert die Waage. Der erfreuliche Grund: Muskeln sind schwerer als Fett. Nur eine elektronische Waage kann Sie über die Wahrheit in Ihrem Körper aufklären. Ein Fettgehalt von 18 (20 Jahre) bis 27 Prozent (60 Jahre) ist bei Frauen exzellent, bei Männern je nach Alter von 10 (20 Jahre) bis 20 Prozent (60 Jahre).

Thyroxin macht aktiv, schmilzt Pölsterchen weg

Dünne sind dünn, weil sie einen höheren Grundumsatz haben – sie verbrauchen im Schlaf mehr Kalorien als Dicke beim Arbeiten. Verantwortlich: die Schilddrüse. Thyroxin ist das schlank machende Schilddrüsenhormon, das den Stoffwechsel anregt. Das Hormon dringt zu den Fettzellen vor und stimuliert dort die Entfettungsmechanismen. Bildet die Schilddrüse zu wenig von ihren Hormonen (Hypothyreose), läuft die ganze Maschine Mensch langsamer: Haut, Fingernägel und Haare werden stumpf, trocken und brüchig, der Darm träge. Energieumsatz und Fettabbau stagnieren. Man nimmt zu.
Um das Energiehormon Thyroxin zu bilden, braucht die Schilddrüse Jod und den Eiweißbaustein Tyrosin. Fehlt eines in der Nahrung, ist der Fettabbau blockiert. Tyrosin steckt in Käse oder Milchprodukten und in Soja. Und Jod im Jodsalz und im Fisch. Wichtig: Selen wandelt das inaktive Schilddrüsenhormon in seine aktive Form um. Dosis: 200 Mikrogramm täglich.

Noradrenalin verheizt Fett

Wird Noradrenalin – unser positives Stresshormon – von Körper und Geist gebraucht, schüttet die Nebenniere es in die Blutbahn. Ohne große Umwege landet es blitzschnell in der Fettzelle. Dort saugt es Fett ab für die Energiegewinnung. Noradrenalin sorgt dafür, dass besonders viel Fett in Energieschübe umgewandelt wird, die uns Höchstleistungen vollbringen lassen. Wie Sie Noradrenalin herstellen, wird auf Seite 73 beschrieben.

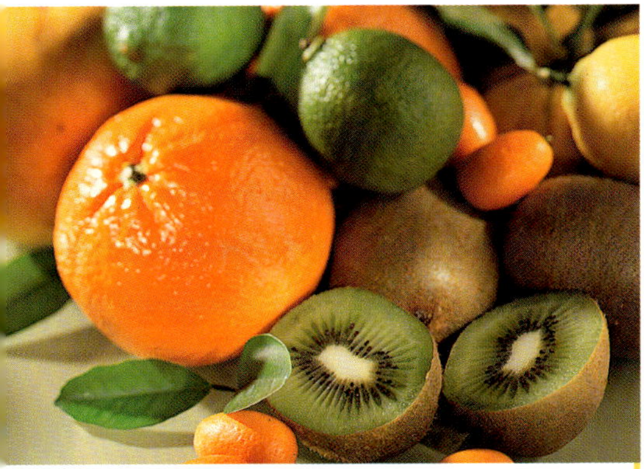

Vitamin C bedeutet für Abnehmer mehr als »nur« das Immunsystem zu stärken: Es hilft mit, Fett in den Zellen zu verbrennen.

Diese Vitalstoffe bestechen die Waage

Im Blut kann man lesen, warum die Pfunde wuchern. Fehlen die Vitalstoffe, die Zündfunken für die Fettverbrennung sind, bleiben die ungeliebten Pölsterchen einfach auf der Hüfte liegen.

Vitamin C kurbelt den Fettabbau an

Dicke Menschen leiden oft an einem Mangel an Vitamin C. Je weniger Vitamin C im Körper ist, desto weniger schlank machende Hormone (Noradrenalin, Adrenalin und Cortisol) kann er produzieren. Wer abnehmen will, kann den Fettabbau mit täglich 3 Gramm Vitamin C ankurbeln. Und ein Zuviel kann nicht schaden. Denn Vitamin C ist wasserlöslich, eine Überdosis wird einfach ausgeschieden. Gehen Sie nicht nur zum Apotheker, sondern drücken Sie täglich den Saft von 4 Zitronen in Ihr Mineralwasser. In Zitronen stecken Bioflavonoide – sie feuern das Vitamin C an, das dann 30-mal effektiver wirkt. Mehr über Vitamin C steht auf Seite 45.

B-Vitamine für Muskeln und Schlankhormone

Die Vitamine B_3 (Niacin) und B_6 (Pyridoxin) schuften für den Eiweißstoffwechsel. Sie bauen Muskeln auf – und sorgen für ausreichend Hormone, die Sie schlank machen. Ohne Niacin bastelt ihr Gehirn auch nicht ausreichend vom Appetitzügler Serotonin. Fehlt Pyridoxin, schlaffen Muskeln ab, können kein Fett verbrennen. Beide B-Vitamine finden Sie in Vollkornprodukten.

Ohne Chrom und Magnesium wuchern die Pfunde

Dicke und Süßhungrige leiden fast immer unter Chrommangel. Ohne Chrom kommt es zu Insulinresistenz der Zellen, das heißt, die Bauchspeicheldrüse muss unablässig Insulin produzieren. Und Insulin sperrt, wie Sie wissen, das Fett auf den Hüften weg. Allein mit Chrom kann die Insulinresistenz oft schon behoben werden, Fett wird wieder abgebaut (siehe Seite 28).

Magnesium organisiert die Sauerstoffversorgung der Zellen und damit die Fettverbrennung. Ohne Sauerstoff verbrennt kein Fett. Mangelt es dem Körper an Magnesium, ist man nervös, ständig müde, findet keinen Schlaf. Die Pfunde klammern und wuchern. Um täglich 400–600 Milligramm zu erhalten, müssten Sie 1 Kilo Käse essen, 1,4 Kilo Kartoffeln, 11 Bananen oder 3 Tafeln Schokolade. Das würde Ihrer Figur nicht gefallen. Schlank-Tipp: Joggen Sie in die Apotheke!

DO'S FÜR ABNEHMER

1. MEHR SCHLANKMACHER

Diese Lebensmittel locken wenig vom Dickhormon Insulin, halten schlank und jung: Tomaten, Zitronen, Gemüse, Schokolade mit mehr als 60 Prozent Kakaoanteil, Konfitüre ohne Zucker, frisches Obst, Kichererbsen, Linsen, Bohnen, Milchprodukte, Schrotbrot, Vollkornnudeln, Weizenvollkornbrot, Haferflocken, Vollreis, Vollkornmüsli ohne Zucker, Erdnüsse, Milchprodukte, Fruchtzucker.

2. MAGERE ALTERNATIVEN

Greifen Sie zu mageren Milchprodukten, Käse von 30 bis 40 Prozent Fett i.Tr., Schinken ohne Fettrand, Gemüse-Putenwurst, Roastbeef, Geflügelwurst, Putenbrust, Kalbsschnitzel, Schweinefilet, Rehrücken, Lammfilet, Tatar, Rinderfilet, Hühnerbrust. Und zu Krebs, Kabeljau, Schellfisch, Zander, Barsch.

3. MESSEN MACHT SCHLANK

Vielleicht können Sie nicht genug Fett verbrennen, weil Ihnen Methionin fehlt. Lassen Sie einmal Ihren Methioninspiegel im Blut messen. Ist er zu niedrig (siehe Seite 21), füllen Sie Ihre leeren Tanks mit einem guten Eiweißpräparat auf.

4. HALLO SOMATISCHE INTELLIGENZ

Wer täglich 30 Minuten lächelnd läuft, hat keine Lust mehr auf Braten und Torten.

5. GENIESSEN

Genießen Sie das Leben, die Freunde, den Wein, das Essen. Wahre Genießer haben keine Probleme mit dem Gewicht.

6. MIT NATUR SÜSSEN

Zucker ist ein chemisches Produkt, den Honig bringt die Biene. Studien zeigen: Honig lässt Wunden rascher heilen, beugt Herzinfarkt und Krebs vor.

7. LIGHT KOCHEN

Beschichtete Pfannen mit Öl auspinseln. Fett nach dem Anbraten von Fleisch weggießen.

8. FDH: FETT – DIE HÄLFTE

Wählen Sie Magerquark statt Butter unter die Konfitüre. Schneiden Sie sichtbare Fettränder von Fleisch und Schinken. Entfernen Sie die Haut von Geflügel – vor dem Garen. Saucen schmecken auch mit fettarmer Dickmilch oder Sauerrahm statt mit süßer Sahne. Der Friteuse zeigen Sie die kalte Schulter, und die Fettschwämme namens Panade kratzen Sie weg.

9. DIE ZWEISTUNDENREGEL

Essen Sie alle 2 Stunden Obst oder Gemüse. Sie dopen sich mit Vitalstoffen, die schlank machen und mit Ballaststoffen, die den Hunger bremsen.

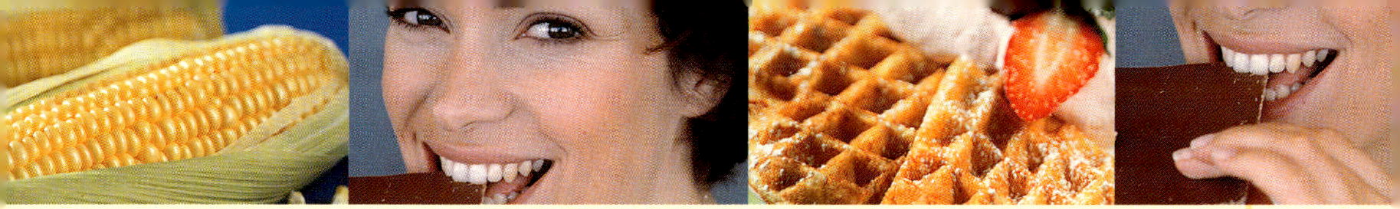

Süß und lecker, doch leider locken sie zu viel Insulin ins Blut: Zuckermais, Schokolade, Gebäck.

➤ 10. Täglich 3 Liter

Trinken Sie täglich mindestens 3 Liter. Mineralwasser, grüner oder schwarzer Tee, auch Gemüsesäfte knausern mit Kalorien. Meiden Sie alle zuckerhaltigen Getränke (Limonaden, Cola, Fruchtnektare), und trinken Sie nicht mehr als 1 bis 2 Gläser trockenen Wein.

Don'ts für Abnehmer

➤ 1. Vorsicht Zuckerfalle

Diese Lebensmittel sollten Sie meiden und möglichst nicht mit Fett kombinieren. Sie locken viel vom Dickhormon Insulin ins Blut: Bier, Traubenzucker, Zucker, alle zuckerhaltigen Getränke und Fertigprodukte, Süßigkeiten, Kuchen, Weißbrot, Schnellkochreis, Kartoffelpüree, Popcorn, Cornflakes, Biskuit, polierter Reis, Zuckermais, Graubrot, Konfitüre, Nudeln.

➤ 2. Achtung Fettnäpfchen

Das paßt nicht auf den schlanken Speiseplan: Pommes und Chips; Salami, Leberwurst und Mortadella; Bauchfleisch, Schweineschulter und Rückenspeck; fettes Geflügel; deftige Sahnesaucen und Käse mit mehr als 40 Prozent Fett i.Tr.; Mascarpone und Creme double; Eiscreme, Schokolade, Torten und Mousse au chocolat.

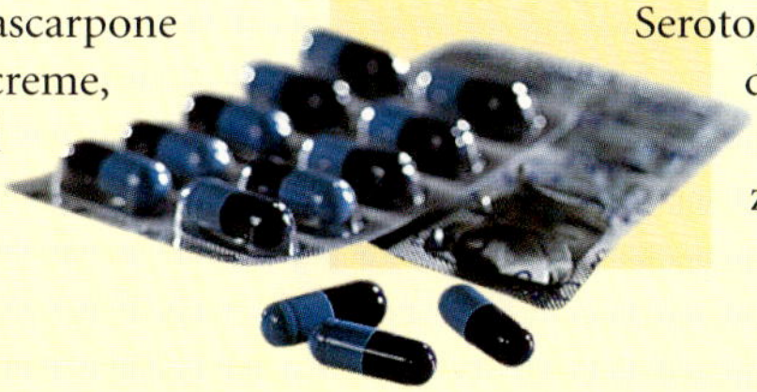

➤ 3. Aussitzen gilt nicht

Im Sessel geht gar nichts. Sie müssen täglich 30 Minuten laufen. Aber nicht hechelnd und keuchend, bis Ihnen schwarz vor Augen wird. Sondern leicht, locker trabend, damit genügend Sauerstoff zu den Brennkämmerchen in den Zellen (Mitochondrien) kommt – ohne Sauerstoff verbrennt kein Fett. Die regelmäßige Bewegung erhöht Ihren Grundumsatz. Das heißt, Sie verbrennen den ganzen Tag mehr Kalorien – sogar, wenn Sie auf dem Sofa liegen, wenn Sie schlafen.

➤ 4. Vorsicht: Leere Kalorien

Meiden Sie Fertigprodukte, essen Sie Leben. Je unverarbeiteter ein Lebensmittel, desto höher sein Nährwert, desto schlanker macht es. Das heißt: Jede Kalorie liefert Gesundheit, Vitalität, Fitness mit in Form von Vitalstoffen.

➤ 5. Schlankpillen unnötig

Appetitzügler beeinflussen die Serotonin-Produktion im Gehirn – auf chemischem Weg. Machen Sie es doch lieber natürlich: Aus der Aminosäure Tryptophan bastelt der Körper Serotonin. Dann, wenn Sie Eiweiß ohne Fett essen (mageren Fisch, ein Putenschnitzel mit Zitrone, einen Hüttenkäse oder Joghurt) und 1 Stunde später ein Stück Obst. Serotonin ist der Gehirnbotenstoff, der glücklich und ausgeglichen macht und den Frustappetit zügelt.

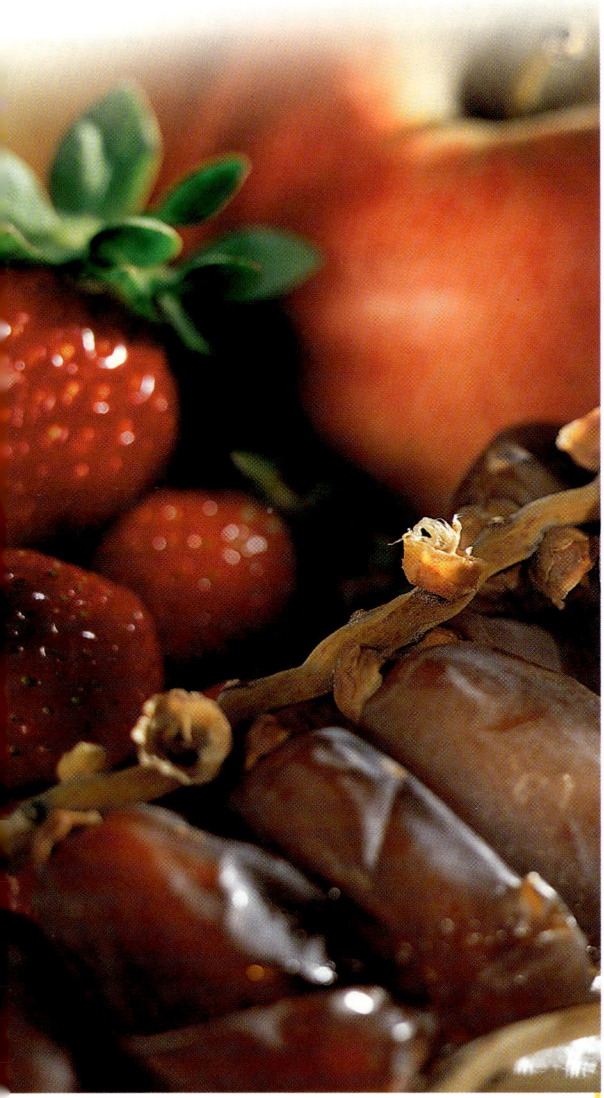

Äpfel, Erdbeeren, Datteln und viele andere Obst- und Gemüsesorten bergen in sich wahre Zauberstoffe: natürliche Medizin, die für Jugend und Gesundheit sorgt.

Natur pur von A–Z: Medizin 2000 in Obst und Gemüse

Egal, ob Denker-, Fitness-, Beauty- oder Abnehmtyp – eines gilt für jeden: Vitalstoffe in ihrer natürlichen Verpackung sind unschlagbar und bilden die Basis unserer Ernährung.

Algen

In Makroalgen – die grüne Sushiverpackung um Reis und Fisch – stecken Jod, Eiweiß, Vitamine und Mineralstoffe. Die Wunderwickel aus dem Meer bremsen den Knochenabbau, machen das Gehirn agil, versorgen die Schilddrüse mit Treibstoff, unterstützten die Blutbildung und helfen bei der Reparatur beschädigter Zellen.

Apfel

»One apple a day keeps the doctor away« – noch besser: zwei ungeschälte Äpfel pro Tag, abends verzehrt. Das Rezept befreite schon Goethe und Schiller von Magenleiden und Schlafstörungen. Der Quellstoff Pektin saugt im Darm giftige Abfallstoffe auf, hemmt das Wachstum schädlicher Bakterien und schützt vor gefährlichen Cholesterinablagerungen in den Blutgefäßen.

Aprikose

Die Frucht der ewigen Jugend. Im Bergvolk der Hunzas im Karakorum werden die Menschen durchschnittlich 10 Jahre älter als Mitteleuropäer. Ihre Verjüngungskur: mehrmals täglich Aprikosen. Darin steckt immunstärkendes und zellschützendes Beta-Carotin. Es panzert die Zellen gegen Angriffe von freien Radikalen, unterstützt die Zellerneuerung. Folsäure und Pantothensäure stoppen das Ergrauen.

Basilikum

Bauern vom Balkan kauten vor Markttagen einige Blättchen der Aromapflanze: Sie glaubten, dass das Kraut sie schlau und überlegen mache. Wie wahr! Basilikum schützt Nerven- und Körperzellen vor Stress-Schäden. Ätherische Öle entspannen und stärken Nerven, steigern die Gedächtnisleistung.

Brennnesseln

Ob als Salat, Pflanzensaft oder Tee: Nichts entschlackt den Körper wirkungsvoller als das vermeintliche Unkraut. Gerbstoffe putzen Magen und Darm, fördern die Gallenausscheidung. Brennnesseln schwemmen Harnstoffe aus dem Gewebe, schützen vor Gicht, lindern Rheuma. Saft oder Tee reinigen die Haut von innen, lassen sie frisch und rosig aussehen. Tipp: 14 Tage lang 1 Tasse Tee morgens, mittags und abends entgiftet und entschlackt den ganzen Körper.

> **➤ TIPP**
>
> ***Basilikum für starke Nerven***
>
> **FÜR SCHREIBTISCHTÄTER: Stellen Sie sich ein Töpfchen frisches Basilikum auf Ihren Schreibtisch und kauen Sie ab und zu ein Blättchen, um Ihre Nerven zu stärken.**

Chicorée

Er ernährt Darmbakterien, reichert besonders viele B-Vitamine an, beruhigt gestresste Nerven. Ideale Therapie gegen Umweltgifte: Die Zichorienart bindet im Dünndarm gefährliche Schwermetalle wie Cadmium (Zigaretten!), Blei und Quecksilber, schützt das Erbgut der Zellen vor Beschädigung und Mutationen.

Chili

Sein Wirkstoff Capsaicin verhindert Verklumpungen in den Blutgefäßen, bringt die Durchblutung auf Touren, schützt vor Herzinfarkt und Schlaganfall. Der Würzstoff erhöht die Aktivität von Verdauungsenzymen, bekämpft Durchfallerkrankungen und feuert Krankheitserreger aus dem Verdauungstrakt. Die Scharfmacher kurbeln die Produktion von Glückshormonen (Endorphinen) an.

Datteln

Die süßen Früchte sind die gesündeste Frischzellenkur für Gehirn und Zellstoffwechsel. Datteln machen mit ihren Kohlenhydraten das Gehirn blitzartig munter, versorgen die Körperzellen mit Treibstoff. Pantothensäure stoppt das Grauwerden der Haare, beugt Haarausfall vor, kurbelt die Regeneration von Haut- und Schleimhautzellen an, panzert die Zellen gegen Stress-Schäden. Ihr Eiweißbaustein Tryptophan wird in der Zirbeldrüse zum Schlafhormon Melatonin umgebaut. Tipp: Essen Sie 5 Datteln vor dem Schlafengehen, das garantiert einen ruhigen, festen Schlaf.

Erbsen

Nukleinsäuren (Zellerneuerer) und Proteine (Eiweißmoleküle) verjüngen Zellen, schützen vor Alterungsprozessen, treiben den Stoffwechsel an und lassen das Gehirn schneller arbeiten. 100 Gramm Erbsen liefern mehr Eiweiß als eine Currywurst mit Pommes plus Sahnetorte. Vorteil: Erbsen enthalten jede Menge Ballaststoffe.

Erdbeeren

Gerade entdeckt: Biostoffe in der Erdbeere halten das Gehirn schlau und jung, optimieren biochemische Prozesse in unserer Denkfabrik. Ihr Vitamin C schützt die Zellen, ihr Mangan beugt Allergien und Diabetes vor, ihre Salicylsäure hält wie Aspirin das Blut flüssig, verhindert Ablagerungen in den Blutgefäßen. Tipp: Eine Hand voll Erdbeeren pro Tag festigt das Bindegewebe und beugt Cellulite vor.

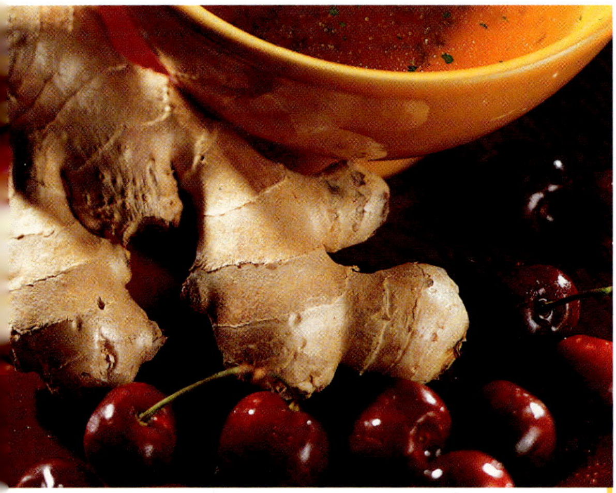

Würzen Sie immer mal wieder mit frischer Ingwerwurzel, essen Sie häufig Hühnersuppe, und greifen Sie bei frischen Kirschen zu.

Feldsalat

Gehört eigentlich unter das Arzneimittelgesetz, denn er enthält in hoher Konzentration Magnesium und das Power-Vitamin C. Seine hohe Kaliumkonzentration macht dem Herzmuskel Beine, schützt vor Herzinfarkt und Angina Pectoris.

Grüner Tee

Bester Krebsschutz. Grund: In den Teeblättern sind Katechine enthalten (ein Teeblatt besteht zu 10 Prozent aus diesem Schutzsubstanzen). Sie machen freie Radikale unschädlich – 100-mal stärker als Vitamin C, 25-mal stärker als Vitamin E und doppelt so wirksam wie Rotwein. Die Bodyguards aus der Teetasse binden im Organismus reaktionsfähige Substanzen, die den Alterungsprozess des Körpers beschleunigen. Tipp: 2 bis 3 Tassen jeden Tag.

Grünkohl

Schutzschild für die Zellen. Eine Portion liefert viel vom Immun- und Stress-Schutzvitamin C und so viel Kalzium für fitte Knochen wie 2 Gläser Milch. Der Winterkohl enthält 40-mal höhere Konzentrationen an schleimhautpanzernden Carotenen als Sellerie, außerdem Radikalfänger wie Vitamin E. Schützt Haare vor dem Ergrauen und Haut und Fingernägel vor Schäden.

Heidelbeeren

Neu entdeckt: Die Farbstoffe der blauen Beere (Anthocyane) schützen vor Krebs. Sie entschärfen freie Radikale im Körper – doppelt so gründlich wie Erdbeeren und dreimal so effektiv wie Pflaumen. Heidelbeeren feien also gegen Krebs, Herzleiden, chronische Krankheiten und Verschleißerscheinungen (Arthrose und Falten). Tipp: 100 Gramm täglich als Jungbrunnendessert. Im Winter tiefgefrorene Beeren wählen – Frost konserviert Vitamine und Pflanzenfarbstoffe.

Hülsenfrüchte

Nukleinsäuren aus den Hülsenfrüchten reparieren und bilden Körperzellen, sorgen für eine ständige Verjüngungskur. Asiaten schwören auf Bohnen als Heilmittel bei Darm- und Kreislaufbeschwerden: Ihre Ballaststoffe sind perfekte Kanalarbeiter, putzen Giftstoffe aus dem Darm und schützen zum Beispiel vor Darmkrebs. Kaum zu glauben: 100 Gramm Linsen liefern dem Körper mehr Eiweiß als 100 Gramm Schweineschnitzel. Linsen halten mit ihrem Zink das Immunsystem schlagkräftig. Besonders wichtig für Frauen: Linsen sind ergiebige Eisentankstellen, sorgen auch während der Monatsregel für einen konstanten Sauerstofftransport im Blut.

Ingwer

Er senkt den Cholesterinspiegel, schützt vor freien Radikalen, vernichtet Bakterien und Würmer, kurbelt die Gallensaftproduktion an, lindert Seekrankheit und Kater, zaubert Magenkrämpfe und Rückenschmerzen weg, verbessert die Durchblutung und kräftigt den Herzmuskel, vermindert die Überproduktion entzündungsfördernder Gewebshormone (Rheuma), hält das Blut dünnflüssig, heilt Atemwegserkrankungen. Tipp: Ingwerstäbchen knabbern. Bei Entzündungen täglich 10 Gramm frische Ingwerwurzel (gekocht oder als Pulver) einnehmen.

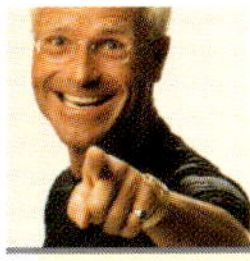

Mein Tipp für Sie

Hühnersuppe: Am besten mehrmals in der Woche

EINIGE LÖFFEL Hühnerbrühe mit Möhren, Sellerie, Petersilienwurzeln und Zwiebeln gekocht, verabschieden Triefnasen und Halsschmerzen. Sie enthält den schwefelhaltigen Eiweißstoff Cystein. Er schützt die Schleimhäute vor Giften, Bakterien und Viren, beflügelt das Immunsystem. Außerdem kann Cystein Abbau und Verlust an Muskelmasse im Alter ausbremsen. Tanken Sie zweimal pro Woche Hühnersuppe – auch, wenn Sie keine Erkältung haben.

Joghurt

Enthält lebende Milchsäurebakterien, die zu den »guten« Bakterien unter den 100 Billionen Darmbewohnern gehören. »Probiotische« Joghurts sind mit einer Extraportion dieser Laktobazillen angereichert, die normalerweise im Dünndarm für Ordnung sorgen: Sie schaffen

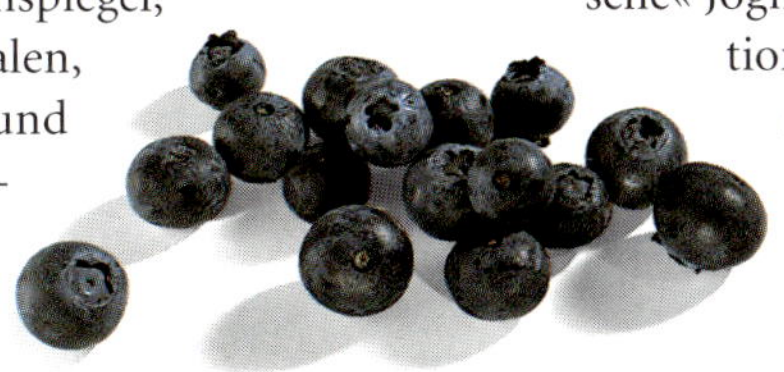

ein saures Klima, aus dem sich Pilze und krank machende Keime schleunigst verabschieden. Die nützlichen Keime wehren Krankmacherbakterien und Pilze ab.

Kirschen

Rote Anti-Aging-Kur: Lassen Sie sich von 1/2 Pfund Kirschen binnen 1 Woche den Körper reinigen. Pflanzenfarbstoffe (Anthocyane) schwemmen überschüssige Harnsäure (Gichtverursacher) aus dem Körper. Die Biostoffe straffen Haut und Bindegewebe, schützen vor Falten und Cellulite. Vitamin C schützt vor Stress, kräftigt das Immunsystem; Folsäure und Kalium unterstützen die Bildung roter Blutkörperchen und helfen beim Entgiften.

Knoblauch

Der schwefelhaltige Wirkstoff Allicin aus der Gruppe der Sulfide, ein hochwirksamer Killer von Bakterien, Viren und Pilzen, vernichtet im Laborversuch sogar Tumorzellen. Knoblauch hält die Blutgefäße elastisch, schützt vor Ablagerungen und Blutgerinnseln, reguliert den Blutdruck. Tipp: Knoblauchzehen nicht scharf und lange anbraten. Besser: Erst am Schluss hinzugeben, dann durchziehen lassen.

Möhren

In ihnen steckt 2000-mal mehr Beta-Carotin als in Blumenkohl. Daraus bildet der Körper Vitamin A, den Bodyguard für Augen, Lunge, Haut und Schleimhäute. Vitamin A stoppt den Alterungsprozess von Zellen, sorgt für schöne Haut, lässt Fingernägel wachsen, beschert klare Augen. Es arbeitet eng mit lebensverlängernden Wachstumshormonen zusammen.

Naturreis

Versorgt Nerven und Muskeln mit Magnesium. Sein Niacin verhindert Verstopfungen in den Pipelines zum Herzen und zum Gehirn, weitet Arterien, senkt den Blutdruck, schützt vor Herzinfarkt und Schlaganfall. Tipp: Ungeschälten Reis verwenden, sonst fehlen wichtige Jungfaktoren wie zum Beispiel das Anti-Aging-Vitamin Pantothensäure.

Nüsse

Ihre ungesättigten Fettsäuren schützen Herz und Kreislauf und lassen unsere Zellen – vor allem in unserer Denkfabrik – später altern. Schon eine Hand voll Nüsse enthält ein prall gefülltes Vitaldepot: Pantothensäure hält Haut und Schleimhäute jung, schützt vor grauen Haaren. Vitamin E (höchste Konzentration in Wal- und Paranüssen) schützt die Gefäße. Vorsicht: Nüsse enthalten bis zu

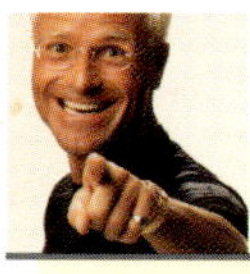

Mein Tipp für Sie

Möhren dünsten oder kochen

DAMIT DER KÖRPER die Carotine aus den Möhrenzellen lösen kann, müssen sie gedünstet oder gekocht und mit etwas Öl oder einem Stich Butter serviert werden.

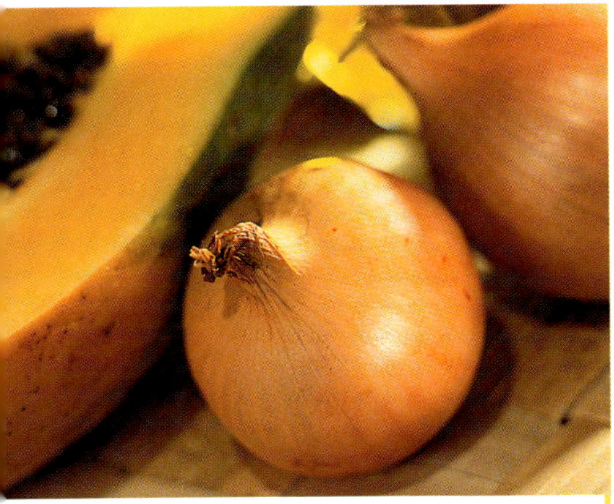

Papayafrüchte enthalten Papain, das Eiweiß spaltet; Zwiebeln haben ihren Ruf zu Recht: Sie sind kleine Antibiotikafabriken.

60 Prozent Fett – und bis zu 700 kcal pro 100 Gramm. Tipp: Streuen Sie sich morgens einige Nüsse übers Müsli, und knabbern Sie tagsüber zwischendurch einfach einige Cashewkerne.

Olivenöl

Das Geheimnis ewiger Jugend: Kaltgepresstes Olivenöl. Es enthält nicht nur das Aderschutzvitamin E, sondern auch einen hohen Anteil einfach ungesättigter Fettsäuren (Ölsäure). Sie schützen vor Herzinfarkt und Krebs. Wichtig: Olivenöl nie so stark erhitzen, dass es raucht – sonst entstehen aus dem gesunden Öl krebserregende Substanzen.

Papaya

Die Energiebombe aus den Tropen enthält Papain – ein Enzym, das Nahrungseiweiß in kleinste, für den Körper verwertbare Eiweiße aufspaltet. Vorteil: Das Enzym unterstützt die Bauchspeicheldrüse, die schon ab dem 40. Lebensjahr träger wird und weniger Verdauungsenzyme produziert. Tipp: 1 Woche lang täglich eine Papaya als Fitnesskur für Leber und Bauchspeicheldrüse.

Paprika

Ihr Scharfmacher namens Capsaicin feuert das Gehirn zu Höchstleistungen an, putzt Arterien frei und hält das Herz ebenso gesund wie Aspirin. Paprika ist Viagra aus dem Garten: Zink kurbelt die Libido an, Aspirinsubstanzen (Salicylsäure) sorgen für eine gute Durchblutung und muntere Lenden. Ein hoher Anteil von Radikalfängern wie Carotin und Vitamin E schützt Gehirn- und Körperzellen vor den Angriffen freier Radikaler und anderer giftiger Substanzen. Rekordverdächtig ist der Vitamin-C-Gehalt.

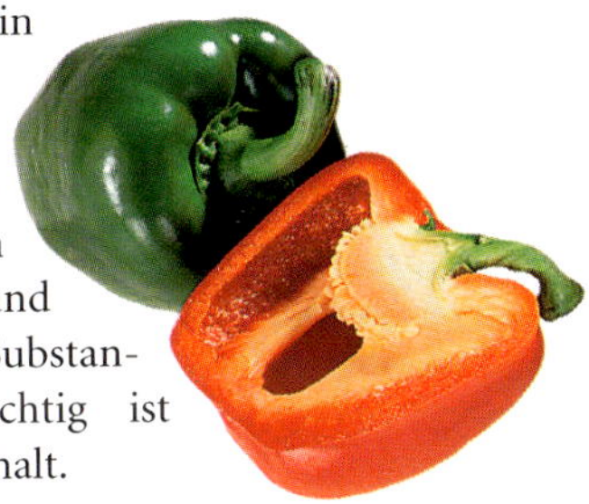

Quinoa

Das wiederentdeckte Power-Korn der Inkas. Galt bei Südamerikas Ureinwohnern als heilig, da es ihnen auffällig viel Energie und große Kräfte bescherte. Das Geheimnis der Indianerpflanze: Sie enthält fast doppelt so viel Eisen wie Weizen oder Hafer, viel Kalium (entschlackt), Kalzium, Phosphor und eine Ansammlung lebenswichtiger Eiweißbausteine, die auch im Alter träge Stoffwechselenzyme mobilisieren und Geist und Körper jung und fit halten. Tipp: Quinoa (im

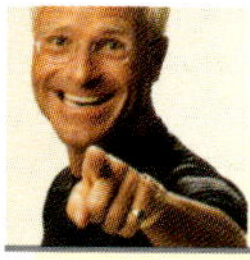

Mein Tipp für Sie

Jeden Tag Zitrusfruchtsaft

TRINKEN SIE täglich 4 Zitronen oder Orangen, frisch gepresst mit viel Fruchtfleisch und einem Teil der weißen Schale. Denn darin stecken Bioflavonoide: Sie verstärken die Wirkung des Vitamins C auf das 30-fache.

Reformhaus) wird wie Reis verarbeitet oder zum Brotbacken verwendet.

Rhabarber

Vitaltaxi aus dem Garten: Rhabarber verbessert die Zufuhr von Nährstoffen in die Zellen. Jungvitamine wie Folsäure und Pantothensäure putzen die Blutgefäße, verjüngen die Haut, kräftigen das Haar und stoppen das Ergrauen. Das saure Gemüse unterstützt die Magensäureproduktion, hilft der Schleimhaut in Magen und Darm, ungebetene Bewohner wieder loszuwerden. Seine Ballaststoffe füttern gute Darmbakterien, binden Giftstoffe, entlasten die Leber.

Rote Bete

Als Rohkostsalat die preiswerteste Verjüngungskur aller Zeiten. Ihre Folsäure bastelt Nukleinsäuren zusammen, kurbelt so die Zellerneuerung an. Schon 1 Stunde nach einem Rote-Bete-Dessert ist der Neuaufbau von Bindegewebe messbar: Die roten Rüben sorgen im Turbotempo für feste Fingernägel, feste Haare und straffe Haut. Folsäure schützt auch vor gefährlichen Homocysteinklumpen in den Blutgefäßen – und damit vor Arteriosklerose.

Rotwein

In jedem Glas Rotwein befindet sich eine komplette Altersversicherung: Pflanzenfarbstoffe (Flavonoide) putzen selbst die feinsten Blutgefäße (Kapillaren) frei und sorgen dafür, dass unserem Herzen nicht die Luft ausgeht. Fleißige Radikalfänger namens Phenole (Säuren) verhindern gefährliche Fettablagerungen in den Blutgefäßen. Salicylate verhindern das Verklumpen von Blutplättchen und senken das Risiko für Schlaganfälle oder Thrombosen. Die hormonähnliche Substanz Resveratol gilt als krebsbekämpfend, entzündungshemmend, verhindert Arteriosklerose. Tipp: Regelmäßig 1 (Frauen) bis 2 Gläser (Männer) Rotwein zum Essen genießen.

Sauerkraut

Erfinder des vergorenen Weißkohls waren die Chinesen; später setzten es auch unsere Großmütter als winterlichen Gesundbrunnen auf den Speiseplan. Sauerkraut ist wohl

➤ TIPP

Körnerbrot ist nicht gleich Vollkornbrot

KÖRNERBROT IST noch lange kein Vollkornbrot – und Feinbrot muss nicht aus nährstoffarmem Mehl bestehen. Beim Biobäcker oder im Reformhaus nach Vollkornbroten fragen.

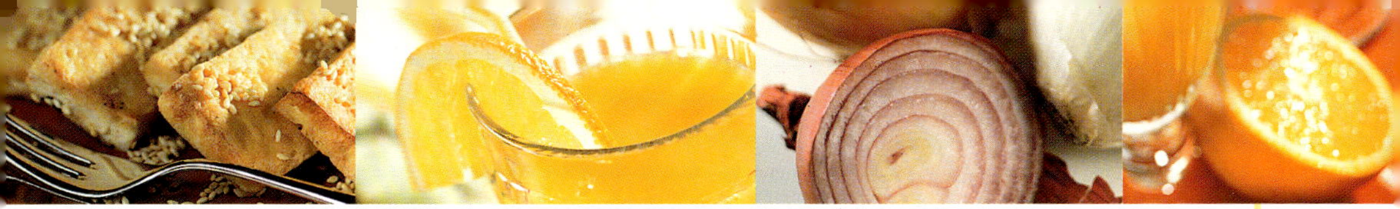

Tofu, Orangensaft, Zwiebeln: Forever-young-Elixiere verleihen Ihnen Power.

das einzige Lebensmittel, bei dem der Mensch die Natur verbessert hat: Durch den Gärungsprozess bildet sich im Weißkohl das blutbildende Vitamin B_{12}, das sonst nur in tierischen Produkten vorkommt. B-Vitamine wie Niacin weiten Blutgefäße und sorgen für eine gute Durchblutung, liefern Power für Immunsystem und Gehirn, wirken wie eine Verjüngungskur auf Haut, Haare und Stoffwechsel. Der saure Kohl schlägt durch Vitamin C freie Radikale in die Flucht, verjagt durch eine Megakonzentration an Milchsäure und Ballaststoffen gefährliche Krankheitserreger aus dem Darm. Täglich 100 bis 150 Gramm Sauerkraut schützen vor Krebs.

Soja

Der Eiweißstoff Genistein und die Phytoöstrogene (pflanzliche Geschwister des Sexualhormons Östrogen) sind hochwirksame Krebsschutzmittel. Sojaproteine senken Blutfette und schützen vor Arteriosklerose. Tipp: Jeden Tag ein Milchprodukt durch Tofu oder Tofuprodukt ersetzen. Salat mit Sojasprossen würzen oder Sojabrot kaufen.

Tomaten

Ihre Biostoffe verjüngen die Zellen und schützen auch vor Krebs. Das gesunde Multimedikament in der Frucht heißt Lycopen. Der rote Pflanzenfarbstoff schützt vor Bauchspeicheldrüsen-, Darm-, Gallenblasen-, Lungen- und Prostatakrebs. Die Schutzrate: 45 Prozent bei mehr als 10 Tomatengerichten pro Woche. Tomaten fördern auch die Laune: Sie enthalten den Muntermacher Tyrosin.

Vollkornbrot

In den ausgemahlenen Randschichten des Korns sitzen all die wertvollen Eiweißbausteine und Vitamine, die Stoffwechsel und Gehirn mit Treibstoff versorgen. Roggen enthält Lignane, die vor Krebs schützen sollen. Weizenvollkornbrot enthält viermal mehr Zink, Folsäure und Mangan und die doppelte Menge an Ballaststoffen als Weißbrot.

Zitrusfrüchte

Sie versorgen uns mit Power. Vitamin C kommt als Task Force in allen Körperzellen zum Einsatz: zum Beispiel als Stresswächter in der Hirnanhangsdrüse, wo es am Aufbau des Muntermachers Noradrenalin beteiligt ist. Es peppt die Abwehr, stoppt Knochenabbau und Zahnverlust (Parodontitis). Außerdem senkt Vitamin C das Osteoporoserisiko, bremst grauen Star, schützt Gelenke vor Arthrose, die Lunge vor Emphysem oder Asthma.

Zwiebel

Jede Zwiebel ist eine kleine Antibiotikafabrik: Allicin, schwelfelhaltige Säuren und ätherische Öle »desinfizieren« den Darm und vernichten gefährliche Viren, Pilze und Bakterien. Insulinähnliche Hormone (Glukokinine) senken einen hohen Blutzuckerspiegel. Kieselsäure arbeitet bei der Erneuerung von Haut und Bindegewebe mit. Aspirinähnliche Wirkstoffe halten das Blut flüssig, senken den Blutdruck und schützen das Herz. Außerdem liefern Zwiebeln Kalium – den Schrittmacher für den Herzmuskel.

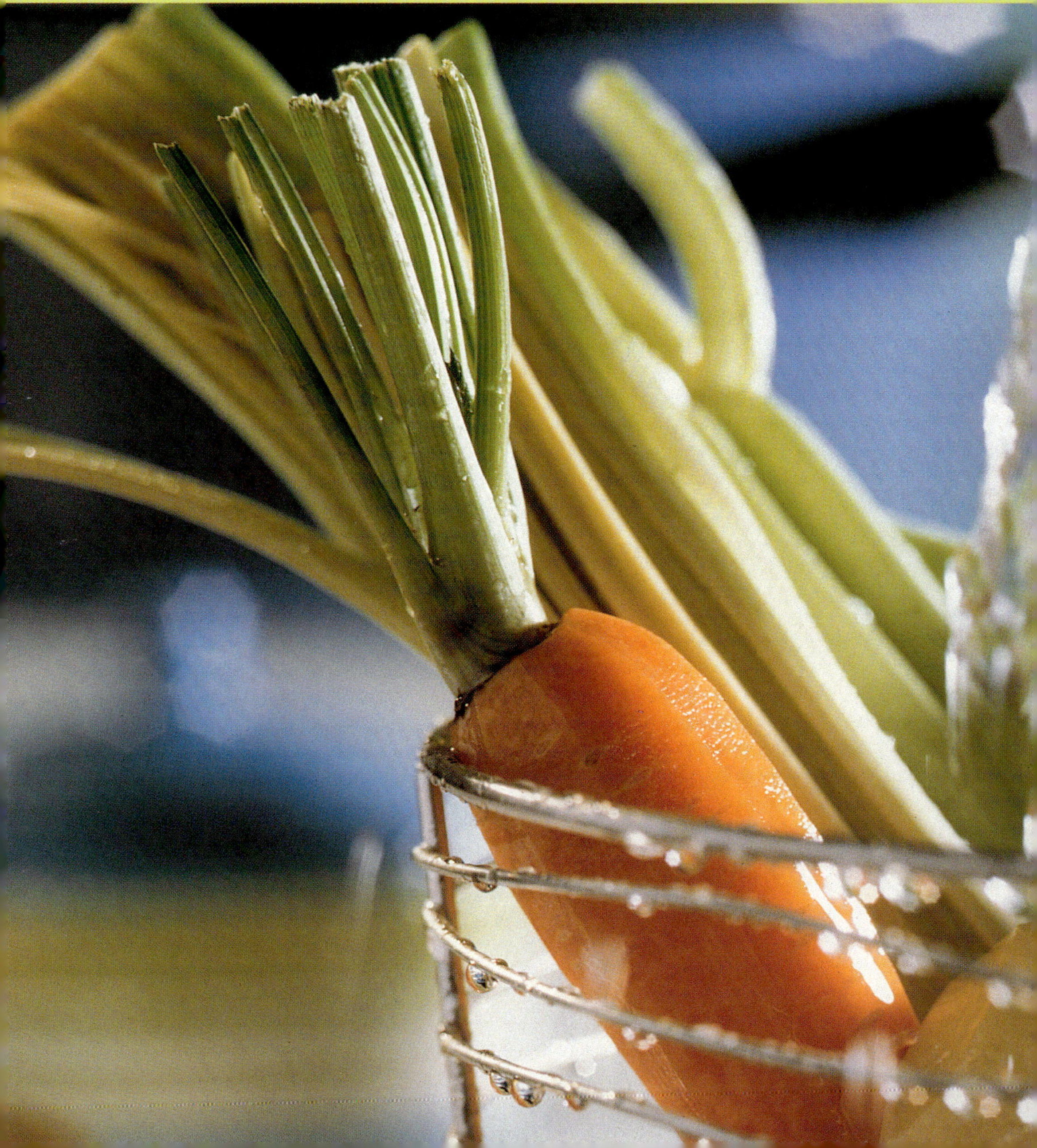

DIE FOREVER-YOUNG-DIÄT

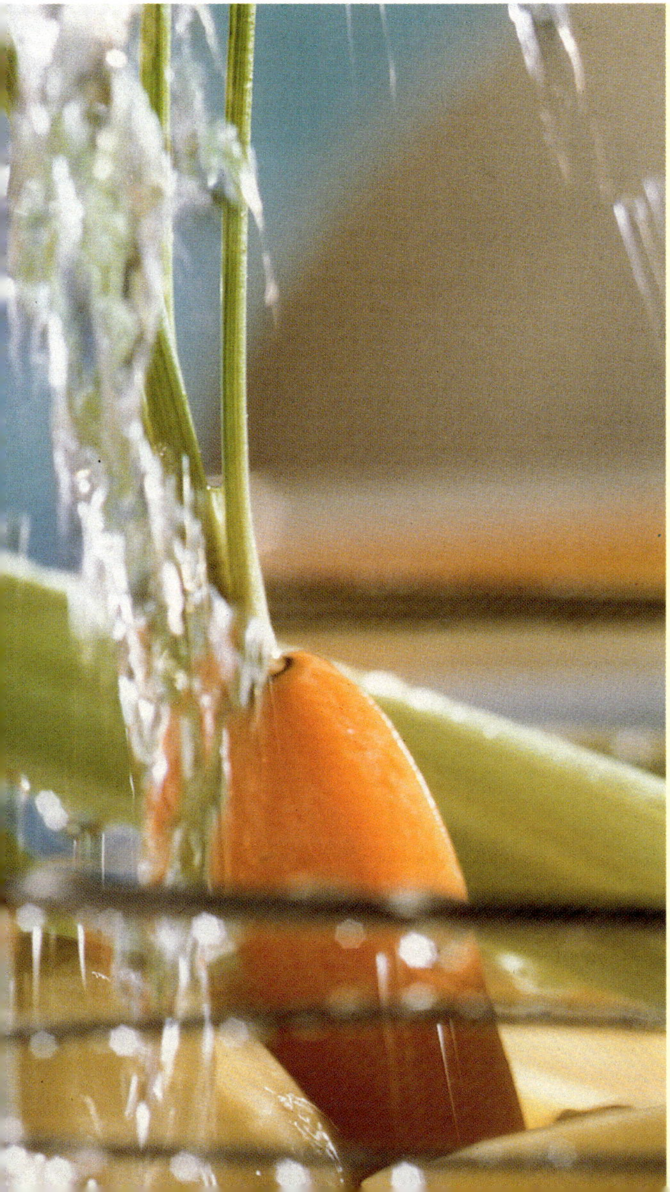

Sie wollen sich so schnell wie möglich jünger, aktiver und fröhlicher fühlen? Sie haben sich entschlossen, Ihre stärksten Altmacher loszuwerden: überflüssige Pfunde? Dann starten Sie mit den folgenden Forever-young-Rezepten, die an die mediterrane Küche angelehnt sind. Am besten beginnen Sie gleich am nächsten Wochenende damit. Fast hätte ich das Wichtigste vergessen: In 7 Tagen sind Sie um 7 Pfund jünger! Und: Alle Rezeptangaben gelten für 1 Person. Guten Appetit und viel Spaß!

Weniger Pfunde in 7 Tagen

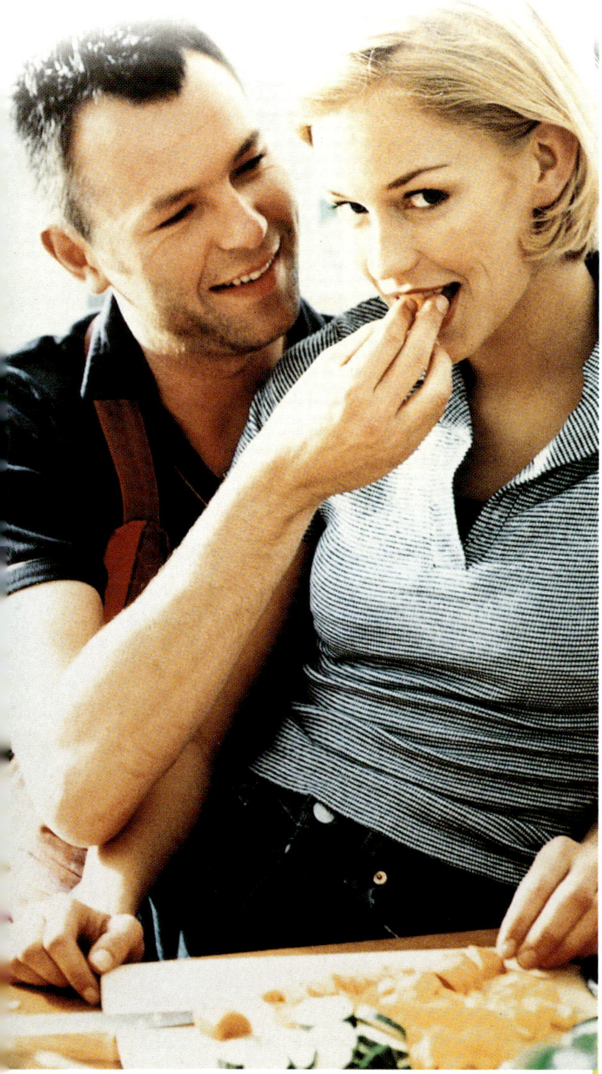

Um Pfunde auf Dauer zu verlieren, kommt es nicht darauf an, wie viel, sondern was Sie essen. Und, dass Sie Ihren Körper bewegen.

Kleiner Guide vorweg

Besorgen Sie sich für die Diät gutes Eiweißpulver, Vitamine, Laufschuhe, eine Pulsuhr und beachten Sie folgende Regeln:

1. Nüchternlauf

Springen Sie morgens in die Laufschuhe, und 1/2 Stunde ab in den Wald. Laufen entschlackt den Körper und verbrennt Fett. Laufen Sie langsam, leicht, locker. Mit einem Puls unter 130/140. Es darf Ihnen nicht die Luft ausgehen. Denn unter Sauerstoffnot verbrennt der Muskel kein Fett. Wichtig: 3 Schritte einatmen, 3 ausatmen. Und: Knallen Sie nicht mit der Ferse auf, sondern versuchen Sie, auf dem Mittelfuß zu landen.
Tipp: Wenn Sie abends noch mal laufen, nehmen Sie effektiver ab.

2. Essen Sie Leben

50 Prozent von dem, was Sie täglich aufnehmen, sollte Leben sein: Obst und Gemüse in seiner natürlichen Form. Denn Hitze zerstört viele wertvolle Vitalstoffe, macht andere aber erst verwertbar. Wechseln Sie in den Farben und dem, was unter und auf der Erde wächst.

3. Achten Sie auf Anti-Aging-Elixiere

➤ Trinken Sie Tomatensaft: in 0,1 Liter stecken nur 17 kcal – aber viel von den Anti-Aging-Stoffen Beta-Carotin und Lycopen für Haut und Immunsystem.

➤ Pressen Sie sich in die 3 Liter Mineralwasser, die Sie täglich trinken sollten, 4 Zitronen mit Fruchtfleisch und ein wenig weißer Schale. Vitamin C verbrennt Fett, und die enthaltenen Flavonoide verstärken die Wirkung von Vitamin C.

➤ Täglich 4 Tassen grüner Tee schützen Sie gegen Stress und stärken Ihr Immunsystem.

➤ Wenn Sie wollen, können Sie 1 Glas trockenen Wein trinken. Nicht mehr.

4. Nehmen Sie zum Kochen Olivenöl

Tierische Fette sollten Sie meiden so gut es geht. Kochen Sie mit Olivenöl. Probieren Sie zum Frühstück auch mal Weizenschrotbrot mit Olivenöl, Kräutern und Tomaten.

5. Essen Sie zuerst einen Salat

Er füllt den Magen und leere Vitalstofftanks auf. Sein Essig bereitet Ihren Magen für die folgende Eiweißmahlzeit vor – sie kann so besser verwertet werden.

6. Minimieren Sie Zucker

Zucker vertreibt Junghormone, lockt das Dickhormon Insulin und treibt Sie den ganzen Tag dazu, immer wieder Süßes zu essen. Lernen Sie den süßen Stoff wie ein Gewürz zu verwenden. Süßen Sie öfter mal mit Natur: Honig oder den anderen Süßen, die in den Rezepten angegeben sind. Wichtig: Meiden Sie zuckerhaltige Getränke. Auch Weißmehl passt nicht in ein schlankes Leben.

7. Shaken Sie Ihr Eiweiß

Die Fitness-Shakes in der Diät können Sie auch ohne das Eiweißpulver zubereiten. Aber: Es hilft Ihnen, leere Tanks aufzufüllen. Auch, wenn Sie nichts von Pulvern halten: Eiweißkonzentrat schützt Sie davor, Muskeln

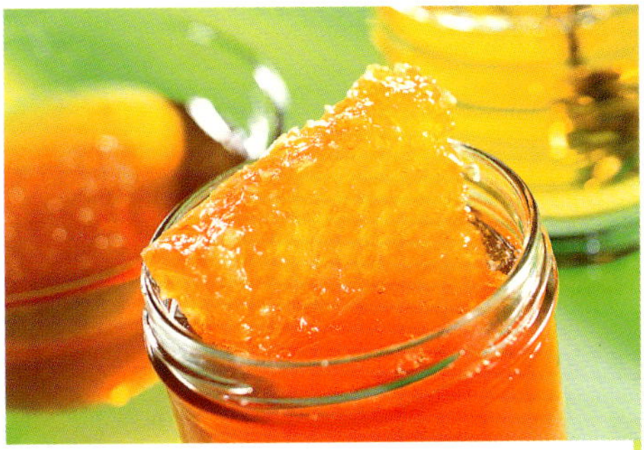

Honig ist ein natürliches Süßungsmittel – er sollte Zucker so oft wie möglich ersetzen.

abzubauen, Ihr Immunsystem zu schwächen und die gute Laune zu verlieren.

8. Ausatmen statt Schokolade

Stress wird Sie nie mehr zum Naschen verführen, wenn Sie den Ausatemreflex beherrschen. Immer, wenn sie etwas ärgert, frustiert oder erschrickt, strömt Adrenalin durch Ihren Körper. Sie atmen tief ein. Dagegen müssen Sie angehen: Atmen Sie tief aus, dann steigt Ihr Kalziumspiegel an – und Sie werden ganz ruhig. Sie brauchen weder Schokolade noch Bier zur Beruhigung.

➤ **INFO**

Und nach der Diät?

IN DEN FOLGENDEN 7 Tagen werden Sie spüren, was Ihnen gut tut. Die Forever-young-Diät weckt Ihre somatische Intelligenz. Und wahrscheinlich haben Sie danach keine Lust mehr, wie vorher weiterzumachen: mit Fritten und Braten und Kaiserschmarrn.

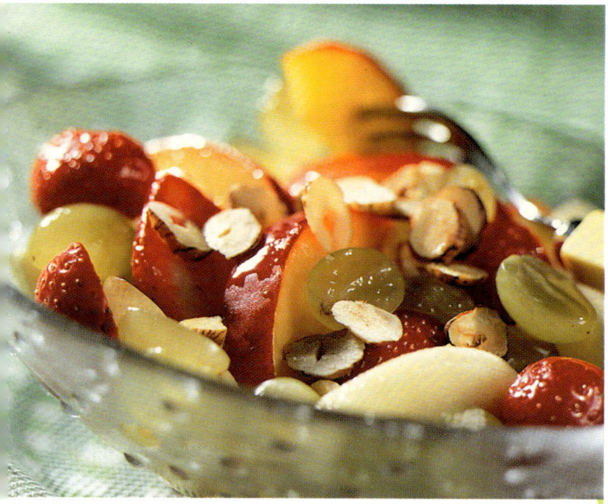

Starten Sie mit einem Schälchen voller Vitalstoffe in Form eines bunten Obstsalats in den Tag.

Der erste Tag

Morgens: Bunter Obstsalat mit Nüssen

◆ 1 EL gehackte Haselnusskerne ◆ 1 kleiner säuerlicher Apfel ◆ 1 EL Zitronensaft ◆ 75 g Erdbeeren ◆ 1 Nektarine ◆ 75 g kernlose grüne Weintrauben ◆ 2 TL Ahornsirup

Zubereitungszeit: 10 Minuten

1340 kJ/320 kcal
4 g E* · 7 g F** · 40 g K***

1 Die Nüsse in einer trockenen Pfanne bei mittlerer Hitze unter Wenden rösten.
2 Apfel vierteln, schälen, vom Kerngehäuse befreien und quer in dünne Scheiben schneiden. Sofort mit Zitronensaft beträufeln.
3 Erdbeeren waschen, putzen und halbieren oder vierteln. Nektarine waschen, halbieren und entsteinen. Die Fruchthälften in Spalten schneiden. Die Weintrauben waschen, Beeren von den Stielen zupfen und halbieren.
4 Alle Früchte vorsichtig mischen, mit Ahornsirup beträufeln und mit den gerösteten Nüssen bestreuen.

Eiweiß ** Fett * Kohlenhydrate*

Leichte Mahlzeit: Paprika-Bohnen-Salat

◆ 200 g gekochte weiße Bohnen ◆ 2 kleine Tomaten ◆ je 1/2 rote und grüne Paprikaschote ◆ 1 kleine weiße Zwiebel ◆ 1 kleine Knoblauchzehe ◆ 1 EL Rotweinessig ◆ 1 EL Zitronensaft ◆ Salz ◆ Pfeffer ◆ 1 TL gehackter Rosmarin ◆ 1 1/2 EL kaltgepresstes Olivenöl ◆ 4 schwarze Oliven

Zubereitungszeit: 10 Minuten

2100 kJ/490 kcal
25 g E · 20 g F · 76 g K

➤ TIPP

Eiweißsnack: Gegrillte Geflügelbrust

◆ 80 g Hähnchenbrust- oder Putenbrustfilet pfeffern und mit ◆ 50 g Champignonscheiben in einer geölten Grillpfanne braten und mit ◆ Salz und Pfeffer würzen.

Zubereitungszeit: 10 Minuten

380 kJ/90 kcal
20 g E · 1 g F · 1 g K

1 Bohnen abtropfen lassen. Tomaten waschen und achteln. Paprika waschen, putzen und in kleine Würfel schneiden. Zwiebel und Knoblauchzehe abziehen und fein hacken.
2 Aus Essig, Zitronensaft, Salz, Pfeffer, Rosmarin und Olivenöl eine Vinaigrette rühren. Bohnen, Gemüse und Oliven mit der Sauce vermischen. Dazu 1 Roggenbrötchen.

Abends: Kabeljaukotelett mit Tomaten-Kapern-Sauce

◆ 1 Kabeljaukotelett (etwa 250 g) ◆ 1 EL Zitronensaft ◆ Kräutersalz ◆ Pfeffer ◆ 400 g Tomaten ◆ 2 TL Olivenöl ◆ 1 kleine Knoblauchzehe ◆ 1/2 TL getrockneter Oregano ◆ 2 TL kleine Kapern und 2 TL Kapernsud ◆ 4 Basilikumblätter ◆ 1 Zitronenspalte

Zubereitungszeit: 25 Minuten

1420 kJ/340 kcal
48 g E · 12 g F · 21 g K

1 Fisch abbrausen, trockentupfen und beidseitig mit Zitronensaft beträufeln. Mit Kräutersalz und Pfeffer würzen und ziehen lassen.
2 Inzwischen Tomaten mit kochendem Wasser überbrühen, häuten, entkernen und das Fruchtfleisch würfeln.
3 Eine Grillpfanne mit 1 TL Olivenöl einpinseln, stark erhitzen. Fischkotelett trockentupfen und 5–6 Min. von jeder Seite grillen.
4 Übriges Öl erhitzen. Knoblauch schälen, dazupressen. Tomaten einrühren, 5 Min. dünsten. Mit Kräutersalz, Pfeffer, Oregano, Kapern, Kapernsud abschmecken.
5 Basilikum grob hacken, aufstreuen. Fisch mit Tomatensauce und Zitronenspalte anrichten. Beilage: 50 g Vollkornreis.

➤ Tipp

Die leichten Mahlzeiten ...

... SIND SO KONZIPIERT, dass Sie sie auch vorbereiten und mit ins Büro nehmen können. Und die Vorschläge für die Eiweißsnacks an den einzelnen Tagen lassen sich beliebig gegeneinander austauschen. Picken Sie sich den raus, der Ihnen besten schmeckt!

Fitnessdrink: Gemischte Beerenmolke

◆ 100 g gemischte Beeren (z.B. Erdbeeren, Himbeeren, Heidelbeeren) ◆ 2 TL Ahornsirup ◆ 1 EL Zitronensaft ◆ 1/8 l kalte Trinkmolke ◆ 2 EL Eiweißpulver ◆ 1 Minzezweig

Zubereitungszeit: 10 Minuten

710 kJ/170 kcal
26 g E · 1 g F · 28 g K

1 Beeren abbrausen, putzen, verlesen. Himbeeren zum Garnieren beiseite legen. Die übrigen Beeren in den Mixer geben.
2 Ahornsiurp, Zitronensaft, die Hälfte der Molke zugeben, alles 15 Sek. fein pürieren.
3 Mit Eiweißpulver und übriger Molke nochmals kräftig durchmixen. Die Mischung in ein hohes Glas abgießen. Himbeeren auf ein kleinen Holzspieß stecken, über den Glasrand legen und mit der Minze garnieren.

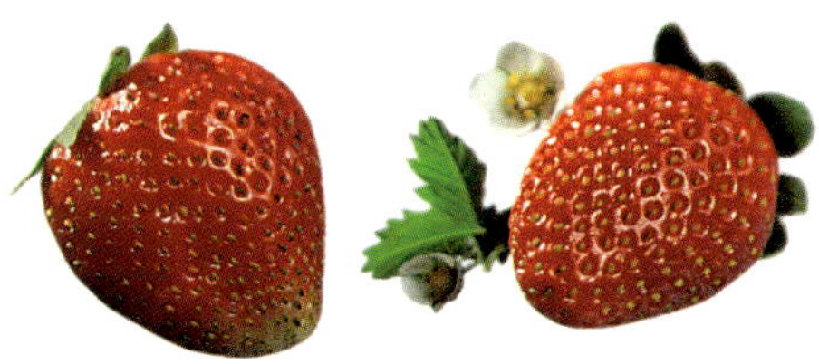

Der zweite Tag

Morgens: Brot mit Beerenkonfitüre

2 EL Magerquark (10 %) ◆ 2 TL Orangensaft ◆ 2 Scheiben Vollkornbrot ◆ 4 TL kaltgerührte Beerenkonfitüre (Rezept siehe unten)

Zubereitungszeit: 5 Minuten

1500 kJ/360 kcal
18 g E · 4 g F · 80 g K

1 Den Magerquark mit dem Orangensaft verrühren.
2 Die Brote mit der Quarkcreme, dann mit der Konfitüre bestreichen.

➤ TIPP

Kaltgerührte Beerenkonfitüre

FÜR CA. 2 GLÄSER à 150 ml:
◆ 200 g tiefgekühlte Beerenmischung ◆ 100 g Fruchtzucker ◆ 2 g Biobin (pflanzliches Geliermittel aus dem Reformhaus) ◆ 2 EL Zitronensaft

1 Beeren über Nacht auftauen lassen. Am nächsten Tag fein pürieren.
2 Fruchtzucker und Biobin hinzufügen und alles 10 Min. lang mit den Quirlen des Handmixers verrühren. Zitronensaft untermischen.
3 Konfitüre in kleine Gläser mit Twist-Off-Deckel einfüllen und gut verschließen. Mindestens 3 Std. kaltstellen. Im Kühlschrank aufbewahren und möglichst schnell verbrauchen, wenn sie angebrochen ist.

Leichte Mahlzeit: Frühlingsrohkost mit Radieschenquark

◆ 100 g Bundmöhren ◆ 100 g junger Kohlrabi ◆ 100 g Zuckerschoten ◆ Salz ◆ 100 g Magerquark (10 %) ◆ 1 EL Magermilch ◆ Pfeffer ◆ 50 g Radieschen ◆ 5 Schnittlauchhalme ◆ 4 Basilikumblätter

Zubereitungszeit: 15–20 Minuten

880 kJ/210 kcal
20 g E · 3 g F · 29 g K

1 Die Möhren und den Kohlrabi putzen, schälen und in fingerlange Stäbchen schneiden. Die Zuckerschoten in kochendem Salzwasser 1 Min. blanchieren, eiskalt abschrecken und abtropfen lassen.
2 Den Magerquark mit der Milch glattrühren, salzen und pfeffern. Die Radieschen waschen, putzen und raspeln. Den Schnittlauch waschen, trockentupfen und in Röllchen schneiden.
3 Das Basilikum abreiben und in feine Streifen schneiden. Radieschen und Kräuter unter den Quark mischen.
4 Den Radieschenquark mit dem Gemüse anrichten.
Beilage: 1 Scheibe Knäckebrot, mit 1 TL Halbfettbutter oder -margarine bestrichen.

Abends: Putenragout mit Shiitakepilzen und Tomaten

◆ 80 g Putenbrustfilet ◆ Pfeffer ◆ 1/2 Zwiebel ◆ 100 g frische Shiitakepilze ◆ 2 Tomaten (etwa 160 g) ◆ 10 Rucolablätter ◆ 1 EL Olivenöl ◆ Salz ◆ 1/2 TL gehackter Thymian ◆ 6 EL Gemüsebrühe ◆ 2 TL Schmand (24 %)

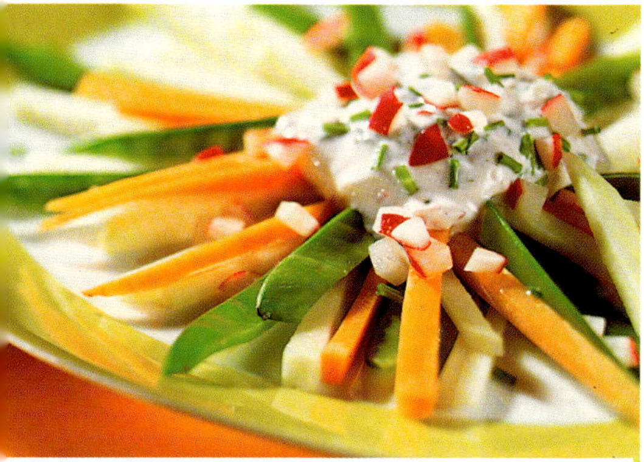

Vitaminreiches, erntefrisches Frühlingsgemüse und ein eiweißreicher Radieschenquark-Dip halten Sie in Form.

Zubereitungszeit: 25 Minuten

1100 kJ/260 kcal
23 g E · 16 g F · 11 g K

1 Fleisch waschen und trockentupfen, in Streifen schneiden und pfeffern.
2 Zwiebel abziehen und fein würfeln. Pilze abreiben, Stiele entfernen und Pilzkappen in dünne Scheibchen schneiden.
3 Tomaten überbrühen, häuten, entkernen und würfeln. Rucola abbrausen, putzen und harte Stiele entfernen. Blätter hacken.
4 Öl in einer Pfanne stark erhitzen, Fleisch darin in 3–4 Min. anbraten, herausnehmen, salzen und warmstellen.
5 Zwiebel im Bratfett glasig dünsten. Pilze hinzufügen und 2 Min. anbraten. Tomaten dazugeben und kurz mitbraten. Mit Salz, Pfeffer und Thymian würzen.
6 Gemüsebrühe angießen, Schmand einrühren, alles zugedeckt 4 Min. garen. Fleisch hinzufügen, erhitzen. Mit Rucola bestreuen. Beilage: 50 g Vollkornspaghetti.

Fitnessdrink: Limettenkefir

◆ 2 Limetten ◆ 1 EL Rohrzucker ◆ 125 g kalter Kefir ◆ 2 EL Eiweißpulver

Zubereitungszeit: 10 Minuten

800 kJ/190 kcal
29 g E · 5 g F · 20 g K

1 Eine Limette heiß waschen, trockenreiben und die Schale fein abreiben. Von der Limette 1 Scheibe abschneiden und zum Garnieren beiseite legen. Beide Früchte auspressen.
2 Den ausgepressten Limettensaft und die abgeriebene Schale, Zucker und die Hälfte des Kefirs in den Mixer geben und kräftig durchmixen.
3 Das Eiweißpulver und den restlichen Kefir hinzufügen und alles nochmals kräftig durchmixen.
4 Die Mischung in ein Ballonglas gießen. Limettenscheibe einschneiden und an den Glasrand stecken. Drink mit einem Trinkhalm servieren.

➤ TIPP

Eiweißsnack: Kräuter-Frischkäse

◆ 150 g fettarmer Frischkäse oder ◆ 150 g Magerquark mit ◆ 2 EL gehackten Kräutern, ◆ 1 TL Zitronensaft, ◆ Salz und Pfeffer würzen.

Zubereitungszeit: 5 Minuten

540 kJ/130 kcal
19 g E · 4 g F · 5 g K

Der dritte Tag

Morgens: Tomaten-Brot

◆ 1 große Scheibe dunkles Vollkorn-Schrotbrot (etwa 70 g) ◆ 2 TL magerer Frischkäse ◆ 1 große Tomate ◆ Kräutersalz ◆ Pfeffer ◆ 1/2 TL Aceto balsamico (Balsamessig) ◆ 2 TL kaltgepresstes Olivenöl ◆ 2–3 Basilikumblätter zum Garnieren

Zubereitungszeit: 5 Minuten

1210 kJ/290 kcal
11 g E · 12 g F · 43 g K

1 Das Vollkornbrot mit dem Frischkäse bestreichen.
2 Die Tomate waschen, vom Blütenansatz befreien und quer in Scheiben schneiden. Das Brot damit belegen.
3 Mit Kräutersalz und Pfeffer würzen, mit Essig und Olivenöl beträufeln. Mit Basilikum garnieren.

➤ TIPP

Eiweißsnack: Marinierte Garnelen

◆ 100 g geschälte und gegarte Garnelen mit 1 TL Zitronensaft ◆ Salz ◆ Pfeffer und 2 TL Olivenöl beträufeln ◆ 50 g zerpflückte Kopfsalatblätter untermischen.

Zubereitungszeit: 5 Minuten

750 kJ/180 kcal
19 g E . 11 g F . 1 g K

Leichte Mahlzeit: Bunter Salat mit pochiertem Kalbsfilet

◆ Je 1/2 rote und gelbe Paprikaschote (à etwa 80 g) ◆ 50 g Champignons ◆ 2 TL Zitronensaft ◆ 2 Frühlingszwiebeln ◆ 80 g Kopfsalat ◆ 2 EL Essig ◆ Salz ◆ Pfeffer ◆ 1 TL Kürbiskernöl ◆ 1 EL Rapsöl ◆ 5 Schnittlauchhalme ◆ 100 g Kalbsfilet ◆ 1/4 l Gemüsebrühe

Zubereitungszeit: 20 Minuten

1170 kJ/280 kcal
25 g E · 17 g F · 11 g K

1 Die Paprika waschen, putzen und in feine Streifen schneiden. Champignons abreiben, putzen und in dünne Scheibchen schneiden. Sofort mit Zitronensaft beträufeln.
2 Frühlingszwiebeln waschen, putzen, nur das Weiße und Hellgrüne in feine Ringe schneiden. Salat waschen, putzen und mundgerecht zerpflücken.
3 Den Essig, Salz, Pfeffer, Kürbiskernöl und Rapsöl zu einer Vinaigrette verrühren. Schnittlauch abbrausen, in feine Röllchen schneiden und untermischen.
4 Das Kalbsfilet in 2 Scheiben schneiden, leicht salzen und pfeffern. In die kochende Brühe einlegen und bei schwacher Hitze 5 Min. ziehen lassen.
5 Inzwischen Paprika, Pilze, Frühlingszwiebeln und Salat in der Sauce wenden und mit dem abgetropften Kalbsfilet anrichten.

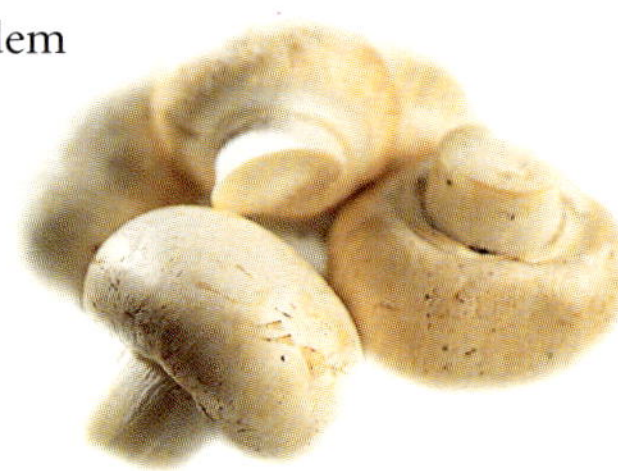

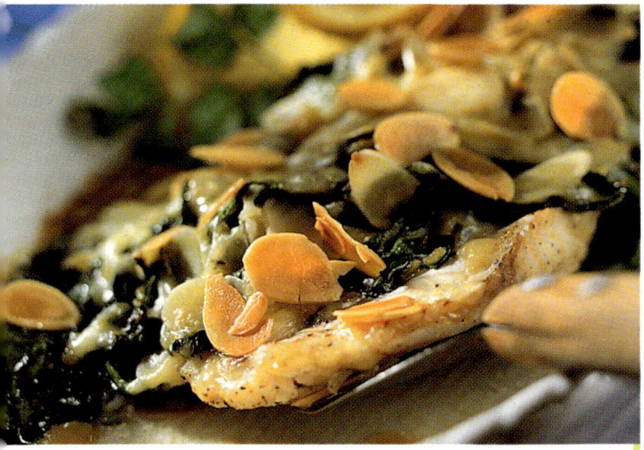

Natürliche Eiweißpower am Abend liefert das Fischgratin auf Spinatbett. Die Hälfte des Fetts ist übrigens bestes Olivenöl!

Abends: Überbackener Zitronen-Spinat-Fisch

◆ 150 g Rotbarschfilet ◆ 3 TL Zitronensaft ◆ Salz ◆ Pfeffer ◆ 150 g Blattspinat ◆ 1 Schalotte ◆ 3 TL Olivenöl ◆ abgeriebene unbehandelte Zitronenschale ◆ 30 g geriebener Käse (30 %), z.B. Allgäutaler leicht oder Isartaler ◆ 1 TL gehobelte Mandeln

Zubereitungszeit: 25–30 Minuten

1900 kJ/460 kcal
41 g E · 31 g F · 6 g K

1 Backofen auf 250 °C vorheizen. Den Fisch waschen, trockentupfen und mit 2 TL Zitronensaft, Salz und Pfeffer würzen.
2 Den Spinat waschen, verlesen, harte Stiele entfernen. Die Blätter grob hacken. Die Schalotte abziehen und fein würfeln.
3 1 TL Olivenöl in einer Pfanne bei mittlerer bis starker Hitze heiß machen und die Schalotte darin glasig dünsten. Den Spinat mit 3 EL Wasser dazugeben und 2–3 Min. dünsten. Salzen und pfeffern, mit Zitronensaft und -schale würzen.
4 Eine kleine Gratinform mit 1 TL Öl einfetten, Fisch hineinlegen, Spinat darauf verteilen. Mit Käse und Mandeln bestreuen. Übriges Olivenöl darüberträufeln. Im Ofen (Mitte, Umluft 225 °C) 10 Min. überbacken. Beilage: 50 g Salzkartoffel.

Fitnessdrink: Erdbeer-Orangen-Shake

◆ 80 g Erdbeeren ◆ 1/2 Vanilleschote ◆ 2 TL Zitronensaft ◆ 1 TL Akazienhonig ◆ 150 ml frisch ausgepresster Orangensaft ◆ 2 EL Eiweißpulver

Zubereitungszeit: 10 Minuten

630 kJ/150 kcal
26 g E · 1 g F · 23 g K

1 Die Erdbeeren waschen und für die Garnierung 1 schöne Frucht beiseite legen. Die übrigen Erdbeeren entstielen und vierteln. Die Vanilleschote der Länge nach mit einem spitzen Messer aufschneiden und das Mark herauskratzen.
2 Die Erdbeeren mit dem Vanillemark, dem Zitronensaft, dem Honig und der Hälfte des Orangensafts in den Mixer geben. Alles 15 Sek. kräftig pürieren.
3 Das Eiweißpulver und den übrigen Orangensaft dazugeben, alles nochmals gründlich durchmixen.
4 Die Erdbeer-Orangen-Mischung in ein Cocktailglas gießen. Die beiseite gelegte Erdbeere einschneiden und an den Glasrand stecken.

Der vierte Tag

Morgens: Orangen-Joghurt mit Sesam

◆ 2 TL Sesamsaat ◆ 2 Orangen (davon möglichst 1 Blutorange) ◆ 150 g Magermilchjoghurt (0,3 %) ◆ 50 g saure Sahne (10 %) ◆ 1 TL Frutilose (aus dem Reformhaus)

Zubereitungszeit: 10–15 Minuten

1400 kJ/340 kcal
21 g E · 11 g F · 56 g K

1 Die Sesamsaat in einer trockenen Pfanne bei mittlerer Hitze unter Wenden goldbraun rösten.
2 Die Orangen mit einem scharfen Messer wie einen Apfel samt der weißen Haut schälen. Die Filets über einem Schälchen vorsichtig aus den Trennhäutchen schneiden, in ein Sieb geben und den abtropfenden Saft ebenfalls auffangen.
3 Joghurt, saure Sahne, Orangensaft und Frutilose verrühren, auf eine flache Schale geben. Orangenfilets darauf anrichten, mit dem gerösteten Sesam bestreuen.

➤ **TIPP**

Eiweißsnack: Tomatenburger

◆ 100 g Mozzarella und 1 Tomate in Scheiben schneiden ◆ Jedes Stück Käse auf 1 Tomatenscheibe legen ◆ Mit Salz und Pfeffer bestreuen.

Zubereitungszeit: 5 Minuten

1130 kJ/270 kcal
20 g E · 20 g F · 5 g K

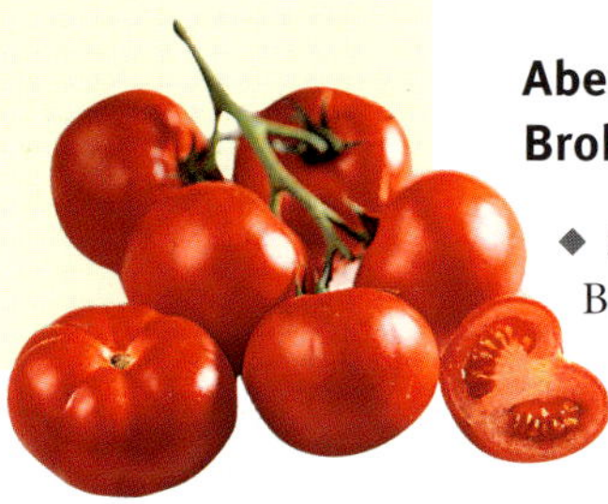

Leichte Mahlzeit: Lachs-Carpaccio mit Meerrettich-Joghurt-Creme

◆ 100 g frisches Lachsfilet ◆ 75 g Zucchini ◆ 3 TL kaltgepresstes Olivenöl ◆ 2 EL Limettensaft ◆ Salz ◆ Pfeffer ◆ 3 Dillzweige ◆ 75 g Magermilchjoghurt (0,3 %) ◆ 1 TL frisch geriebener Meerrettich

Zubereitungszeit: 20 Minuten

1580 kJ/380 kcal
24 g E · 29 g F · 6 g K

1 Lachs waschen, trockentupfen, von Haut und Gräten befreien. In sehr dünne Scheiben schneiden. Zucchini waschen, putzen und ebenfalls in dünne Scheiben schneiden.
2 Einen Teller mit 1 TL Olivenöl einstreichen. Lachs- und Zucchinischeiben darauf fächerförmig anordnen.
3 Limettensaft, Salz, Pfeffer und übriges Olivenöl verrühren, bis eine cremige Marinade entsteht. Über das Carpaccio träufeln. Dill abbrausen, grob hacken und aufstreuen.
4 Joghurt mit Salz, Pfeffer und Meerrettich glattrühren. Als Klecks auf dem Carpaccio anrichten. Beilage: 1 Scheibe Pumpernickel.

Abends: Brokkoli-Tomaten-Spaghetti

◆ 50 g Vollkornspaghetti ◆ Salz ◆ 200 g Brokkoliröschen ◆ 150 g Tomaten ◆ 1 Schalotte ◆ 1 kleine Knoblauchzehe ◆

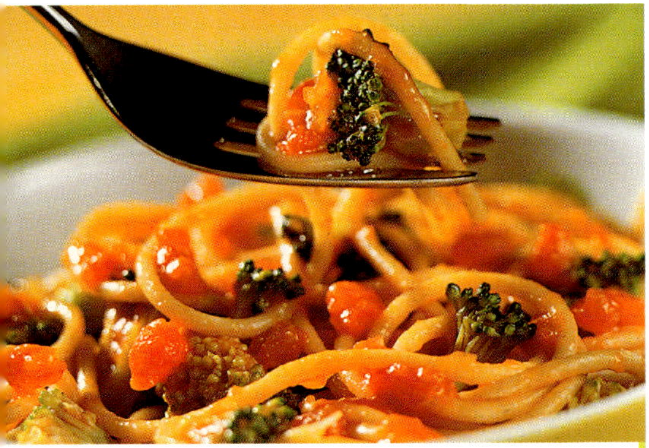

Spaghetti mit Brokkoli und Tomaten liefert neben Eiweiß und Fett wertvolles Beta-Carotin und natürliche Kohlenhydrate.

1 EL kaltgepresstes Olivenöl ◆ Pfeffer ◆ 1 TL Zitronensaft ◆ 1/2 TL getrockneter Thymian ◆ 6 EL Gemüsebrühe ◆ 1 EL frisch geriebener Parmesan

Zubereitungszeit: 25 Minuten

1580 kJ/380 kcal
22 g E · 14 g F · 61 g K

1 Spaghetti in kochendem Salzwasser nach Packungsangabe bissfest garen, dann abgießen und kurz abtropfen lassen.
2 Inzwischen Brokkoli waschen, putzen und in kleine Röschen zerteilen. In kochendem Salzwasser 3 Min. blanchieren, abschrecken und gut abtropfen lassen.
3 Tomaten überbrühen, häuten, entkernen und würfeln. Schalotte und Knoblauchzehe abziehen und fein hacken.
4 Olivenöl erhitzen, Schalotte und Knoblauch darin glasig dünsten. Brokkoli hinzufügen und 3 Min. andünsten. Mit Salz, Pfeffer, Zitronensaft und Thymian würzen.
5 Tomaten und Nudeln einrühren, Brühe angießen und alles 2–3 Min. bei schwacher Hitze vermischen. Mit Parmesan bestreuen und servieren.

Fitnessdrink: Aprikosen-Himbeer-Shake

◆ 75 g Aprikosen ◆ 50 g Himbeeren ◆ 2 TL Honig ◆ 1/8 l kalte fettarme Milch (1,5 %) ◆ 2 EL Eiweißpulver ◆ 2 Eiswürfel ◆ 1 TL gehackte Pistazien

Zubereitungszeit: 10 Minuten

840 kJ/200 kcal
30 g E · 3 g F · 29 g K

1 Aprikosen kurz in kochend heißes Wasser tauchen, abschrecken, häuten, halbieren und entsteinen. 1 Spalte zum Garnieren beiseite legen, Rest würfeln. Himbeeren verlesen.
2 Aprikosen und Himbeeren mit Honig und der Hälfte der Milch in den Mixer geben und 15 Sek. gründlich pürieren.
3 Das Eiweißpulver zugeben, die übrige Milch angießen und kräftig durchmixen.
4 Eiswürfel in ein großes Kelchglas geben, Drink darauf abgießen, mit Pistazien bestreuen. Aprikosenspalte einschneiden und an den Glasrand stecken.

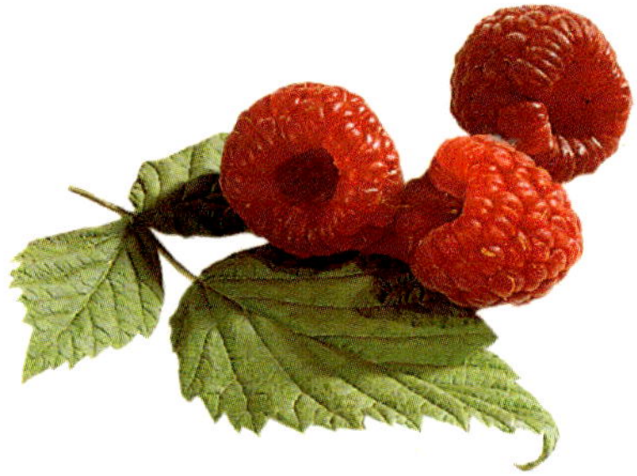

Der fünfte Tag

Morgens: Trauben-Müsli

◆ 3 EL kernige Haferflocken ◆ 1 EL gehackte Haselnusskerne ◆ 2 TL Sonnenblumenkerne ◆ 1 EL Korinthen ◆ je 100 g blaue und grüne Weintrauben ◆ 1 TL Zitronensaft ◆ 100 g Dickmilch (3,5 %) ◆ 3 EL Magermilch ◆ 1 EL Apfeldicksaft ◆ 2 Prisen Zimt

Zubereitungszeit: 5 Minuten

2000 kJ/480 kcal
15 g E · 17 g F · 71 g K

1 Haferflocken, Haselnusskerne, Sonnenblumenkerne und Korinthen vermischen und in eine Müslischale geben.
2 Trauben waschen, von den Stielen zupfen, halbieren und eventuell entkernen. Mit dem Zitronensaft vermischen.
3 Zwei Drittel mit Dickmilch, Milch, Apfeldicksaft, Zimt verrühren und auf der Flockenmischung verteilen. Die übrigen Trauben auf der Dickmilchcreme anrichten.

Leichte Mahlzeit: Möhren-Spinat-Salat

◆ 250 g Blattspinat ◆ 50 g Möhren ◆ 2 Schalotten ◆ 1 kleine Knoblauchzehe ◆ 1 EL Olivenöl ◆ 4 EL Gemüsebrühe ◆ Salz ◆ Pfeffer ◆ 2 TL Aceto balsamico (Balsamessig) ◆ 1 TL gehackte Mandeln

Zubereitungszeit: 15 Minuten

710 kJ/170 kcal
8 g E · 13 g F · 10 g K

1 Den Spinat gründlich waschen, verlesen und grob hacken. Die Möhren schälen und in feine Stifte schneiden. Die Schalotten abziehen und fein hacken. Die Knoblauchzehe schälen und zerdrücken.
2 Das Olivenöl in einer Pfanne erhitzen, Schalotten und Knoblauch darin andünsten. Spinat und Möhren dazugeben, Brühe angießen und bei mittlerer Hitze 2 Min. zugedeckt dünsten, bis der Spinat zusammengefallen ist. Mit Salz, Pfeffer und Essig würzen. Salat lauwarm mit Mandeln bestreut servieren.
Beilage: 1 Scheibe geröstetes Vollkorntoast.

Abends: Fischtopf mit Fenchel

◆ 75 g Seeteufelfilet ◆ 75 g Tintenfische ◆ 2 TL Zitronensaft ◆ Salz ◆ Pfeffer ◆ 200 g Fenchel ◆ 150 g grüne Paprikaschote ◆

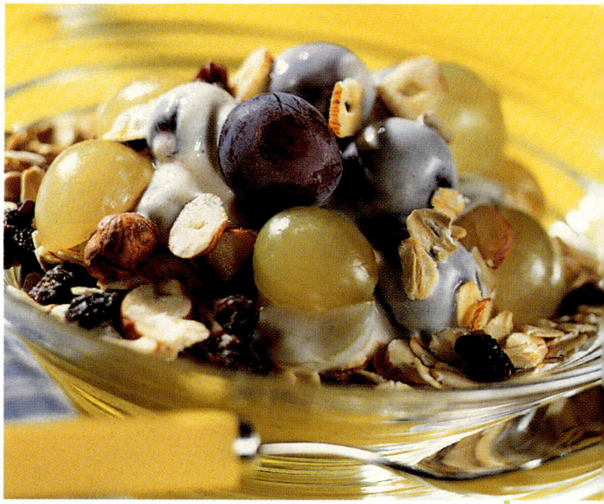

Das kurbelt Ihren Muskelaufbau und Ihre Körperabwehr an: Ein Müsli mit kernigen Haferflocken und saftigen Weintrauben.

1 kleine Knoblauchzehe ◆ 2 TL Olivenöl ◆ 1/4 TL zerdrückte Fenchelsamen ◆ 300 ml Gemüsebrühe ◆ 4 Kirschtomaten

Zubereitungszeit: 25 Minuten

1170 kJ/280 kcal
32 g E · 12 g F · 14 g K

1 Seeteufel und Tintenfische waschen und trockentupfen, in Stücke schneiden. Mit Zitronensaft beträufeln, salzen und pfeffern.
2 Fenchel waschen, putzen und das Grün beiseite legen. Fenchel in feine Streifen schneiden. Paprika putzen, waschen und klein würfeln. Knoblauchzehe abziehen.
3 Olivenöl in einem Topf erhitzen, darin Fenchel, Paprika, zerdrückte Knoblauchzehe und Fenchelsamen 3 Min. andünsten. Brühe angießen, aufkochen und zugedeckt bei mittlerer Hitze 5–6 Min. köcheln.
4 Fisch und Tintenfische dazugeben und 4 Min. ziehen lassen. Den Eintopf mit Salz und Pfeffer abschmecken.
5 Tomaten waschen und halbieren, in dem Eintopf eben heiß werden lassen. Fenchelgrün hacken und aufstreuen.
Beilage: 1 Scheibe Roggenvollkornbrot.

Fitnessdrink: Zitrus-Joghurt-Shake

◆ 1 Orange ◆ 1/2 unbehandelte Zitrone ◆ 1/2 rosa Grapefruit ◆ 75 g Magermilchjoghurt (0,3 %) ◆ 1 EL Sanddornmark (mit Honig) ◆ 2 EL Eiweißpulver

Zubereitungszeit: 10 Minuten

1100 kJ/260 kcal
30 g E · 2 g F · 41 g K

➤ TIPP

Eiweißsnack: Aufschnitt mit Gurke

◆ 120 g mageren Hähnchen- oder Putenwurstaufschnitt oder 65 g rohen Schinken (ohne Rand) mit ◆ 50 g Gurkenscheiben anrichten und mit ◆ Pfeffer übermahlen.

Zubereitungszeit: 5 Minuten

1340 kJ/320 kcal
25 g E · 22 g F · 2 g K

1 Orange halbieren und 1 Scheibe zum Garnieren abschneiden. Saft beider Hälften auspressen. Von der halben Zitrone 1 Scheibe abschneiden und ebenfalls beiseite legen. Zitronen- und Grapefruitsaft auspressen.
2 Orangen-, Zitronen- und Grapefruitsaft in den Mixer gießen. Joghurt, Sanddornmark und Eiweißpulver dazugeben. Den Mixer schließen und den Inhalt in 15 Sek. schaumig aufschlagen.
3 Mischung in ein großes Cocktailglas gießen. Orangen- und Zitronenscheibe einschneiden und an den Glasrand stecken. Den Drink mit einem Trinkhalm servieren.

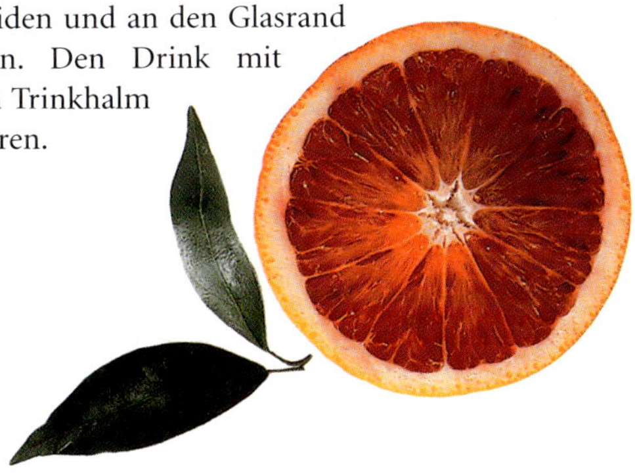

Der sechste Tag

Morgens: Fruchtiger Frischkäse

◆ 1/2 unbehandelte Zitrone ◆ 100 g körniger Frischkäse ◆ 100 g Magerquark (10 %) ◆ 2 TL Akazienhonig ◆ 75 g Himbeeren ◆ 75 g Brombeeren ◆ 100 g Mangofruchtfleisch ◆ 1 TL gehackte Pistazien

Zubereitungszeit: 10 Minuten

1400 kJ/340 kcal
30 g E · 8 g F · 47 g K

1 Zitrone heiß waschen, Schale dünn abreiben. Frucht auspressen. Hüttenkäse und Quark mit Zitronensaft und -schale sowie Honig verrühren.
2 Beeren abbrausen, trockentupfen. Mangofruchtfleisch würfeln. Hälfte der Früchte unter den Frischkäse heben, übrige Früchte darauf anrichten. Pistazien darüberstreuen.

Leichte Mahlzeit: Spitzkohlsalat mit Orangen

◆ 250 g Spitzkohl ◆ Salz ◆ 1 Orange ◆ 3 Petersilienzweige ◆ 1 EL Zitronensaft ◆ Pfeffer ◆ 1 EL Olivenöl ◆ 1 EL Magermilchjoghurt (1,5 %) ◆ 3 Scheiben zarter Lachsschinken

Zubereitungszeit: 15 Minuten

1580 kJ/380 kcal
32 g E · 14 g F · 33 g K

1 Spitzkohl waschen, putzen und in feine Streifen hobeln. In kochendem Salzwasser 1 Min. blanchieren, abgießen und gut abtropfen lassen. Orange wie einen Apfel mitsamt der weißen Haut schälen und filetieren. Saft dabei auffangen. Petersilie abbrausen, Blätter abzupfen, grob hacken.
2 Orangen- und Zitronensaft, Salz und Pfeffer verquirlen, Olivenöl unterschlagen. Kohlstreifen, Orangenfilets und Petersilie mit dem Dressing vermischen. Salat anrichten, Den Joghurt daraufgeben. Den Schinken daneben legen.

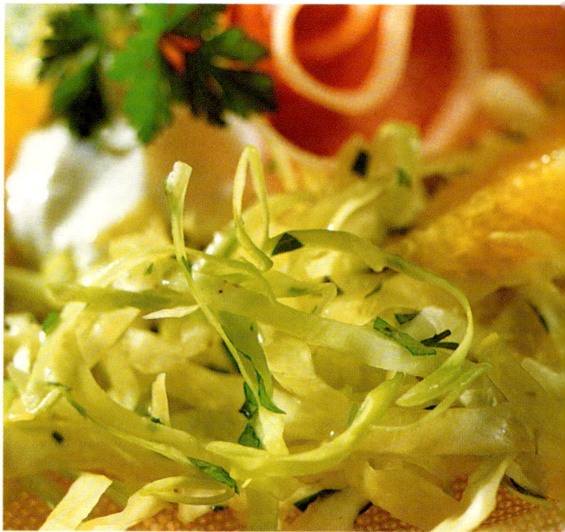

Geschickt kombiniert: Spitzkohl und Orangen liefern reichlich Vitalstoffe in Form von Vitaminen und sekundären Pflanzenstoffen.

Abends: Grillgemüse mit Tsatsiki

◆ je 1/2 rote und grüne Paprikaschote ◆ 1/2 Gemüsezwiebel ◆ 100 g Aubergine ◆ 100 g Zucchini ◆ 150 g Magermilchjoghurt (1,5 %) ◆ 60 g Gurke ◆ 1/2 kleine Knoblauchzehe ◆ Salz ◆ Pfeffer ◆ 1 EL kaltgepresstes Olivenöl ◆ Backpapier für das Blech

Zubereitungszeit: 25 bzw. 45 Minuten

960 kJ/230 kcal
16 g E · 12 g F · 27 g K

1 Den Backofengrill auf höchste Stufe vorheizen (oder den Ofen auf 250 °C). Backblech mit Backpapier belegen.
2 Paprikahälften waschen, putzen und halbieren. Zwiebel schälen und in Spalten schneiden. Aubergine und Zucchini waschen, putzen und in 1 cm breite Scheiben schneiden. Gemüse auf das Blech legen und unter dem Grill 7 Min. backen (oder bei 250 °C obere Hitze 20 Min.).
3 Inzwischen für die Sauce Joghurt in eine Schüssel geben. Gurke schälen, entkernen und in kleine Würfel schneiden, zum Joghurt geben. Knoblauchzehe abziehen und dazudrücken, mit Salz abschmecken.
4 Gemüse aus dem Ofen nehmen. Paprika kurz abkühlen lassen, dann häuten. Mit Salz und Pfeffer würzen und mit Olivenöl beträufeln. Mit Tsasiki servieren.
Beilage: 50 g Pellkartoffeln.

➤ Tipp

Eiweißsnack: Sauermilchprodukt plus Zitrusfrucht

◆ 600 ml Buttermilch, Kefir oder Dickmilch mit ◆ 1 EL frisch gepresstem Zitronen- oder Orangensaft abschmecken.

Zubereitungszeit: 5 Minuten

190 kJ/45 kcal
5 g E · 0 g F · 6 g K

Fitnessdrink: Tomaten-Möhren-Cocktail

◆ 1 Möhre (etwa 50 g) ◆ 1 Tomate (etwa 80 g) ◆ 1 TL Zitronensaft ◆ 100 ml Tomatensaft ◆ 2 EL Eiweißpulver ◆ 50 ml Gemüsefond ◆ Salz ◆ Pfeffer

Zubereitungszeit: 15 Minuten

380 kJ/90 kcal
27 g E · 1 g F · 13 g K

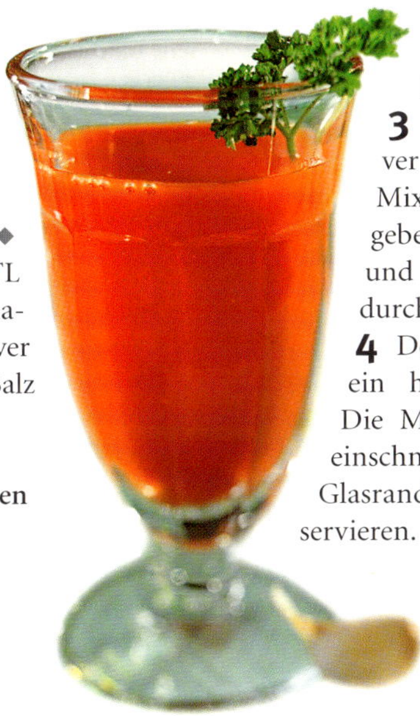

1 Die Möhre putzen und schälen, 2 Scheiben abschneiden und zum Garnieren beiseite legen. Die übrige Möhre fein raspeln und in den Mixer geben. Die Tomate waschen, davon 1 Scheibe abschneiden und beiseite legen. Die restliche Tomate zerkleinern, samt Kernen und Saft in den Mixer geben.
2 Den Zitronensaft und den Tomatensaft dazugießen. Den Mixer schließen und alles 15 Sek. fein pürieren.
3 Anschließend das Eiweißpulver und den Gemüsefond in den Mixer zu den pürierten Zutaten geben, mit Salz und Pfeffer würzen und alles nochmals 10 Sekunden durchmixen.
4 Den Tomaten-Möhren-Drink in ein hübsches Cocktailglas gießen. Die Möhren- und Tomatenscheiben einschneiden und dekorativ an den Glasrand stecken. Mit einem Trinkhalm servieren.

Der siebte Tag

Morgens: Roter Birnenquark

◆ 200 g Magerquark (10 %) ◆ 3 EL Holunderbeer-Muttersaft (Reformhaus) ◆ 1 EL Birnendicksaft ◆ 1/2 Vanilleschote ◆ 1 Birne (etwa 125 g) ◆ 1 EL Zitronensaft ◆ 1 Zweig Zitronenmelisse

Zubereitungszeit: 10 Minuten

960 kJ/230 kcal
26 g E · 5 g F · 25 g K

1 Den Quark mit Holunderbeersaft und Birnendicksaft kräftig glatt rühren, mit dem ausgekratzten Mark der Vanilleschote verfeinern. Quark in eine Schüssel geben.

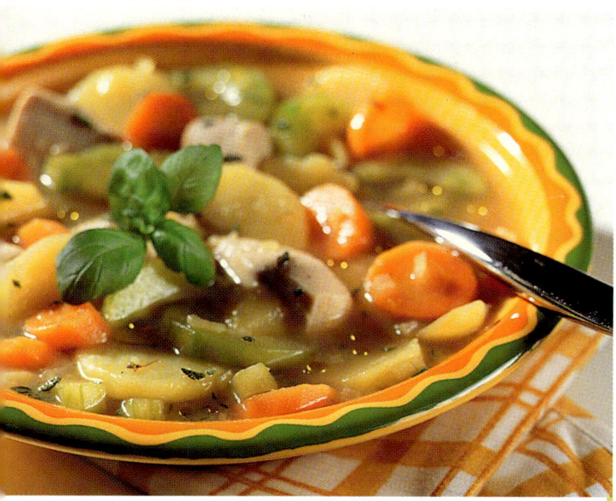

Eiweißreich, fettarm und appetitanregend: Der Kartoffel-Hähnchen-Eintopf ist eine ideale leichte Mahlzeit.

2 Die Birne schälen, vierteln und vom Kerngehäuse befreien, die Viertel in dünne Scheiben schneiden und sofort mit Zitronensaft beträufeln. Birnenspalten auf dem Quark anrichten. Mit Zitronenmelisse garnieren.

Leichte Mahlzeit: Kartoffel-Hähnchen-Eintopf

◆ 100 g Hähnchenbrustfilet ◆ Salz ◆ Pfeffer ◆ 200 g kleine festkochende Kartoffeln ◆ 100 g Möhren ◆ 100 g Gurke ◆ 1 kleine Zwiebel ◆ 1 TL Öl ◆ 1/2 TL Kräuter der Provence ◆ 300 ml Gemüsebrühe ◆ 6 Basilikumblätter

Zubereitungszeit: 30 Minuten

1600 kJ/380 kcal
33 g E · 11 g F · 53 g K

1 Fleisch waschen, trockentupfen, in Stücke schneiden. Mit Salz und Pfeffer würzen.
2 Kartoffeln und Möhren schälen und in dünne Scheiben schneiden. Gurke schälen, längs halbieren und entkernen. Hälften in dünne Scheiben aufschneiden.
3 Zwiebel abziehen, fein würfeln und in dem heißen Öl glasig dünsten. Das Gemüse und die Kartoffeln dazugeben und 2–3 Min. andünsten.
4 Mit Kräutern der Provence, Salz und Pfeffer würzen. Heiße Brühe angießen. Suppe aufkochen und bei schwacher Hitze im geschlossenen Topf 10–15 Min. kochen.
5 Fleisch hinzufügen, 4 Min. mitgaren. Eintopf mit Salz und Pfeffer abschmecken. Basilikum abreiben, grob hacken und darüberstreuen.
Beilage: 1 Scheibe Vollkornbrot.

Abends: Garnelen-Paprika-Pfanne

◆ 100 g rohe geschälte Riesengarnelen ◆ 1 Schalotte ◆ 1 kleine Knoblauchzehe ◆ 1 rote Paprikaschote (etwa 160 g) ◆ 150 g Zucchini ◆ 4 Petersilienzweige ◆ 1 EL Olivenöl ◆ Salz ◆ Pfeffer ◆ 5 EL Hühnerbrühe ◆ 0,5 g Biobin (pflanzliches Bindemittel aus dem Reformhaus)

Zubereitungszeit: 25 Minuten

1000 kJ/240 kcal
23 g E · 13 g F · 13 g K

1 Garnelen abbrausen und trockentupfen. Schalotte und Knoblauchzehe abziehen und fein hacken. Paprika waschen, putzen und in feine Streifen schneiden. Zucchini waschen, putzen und schräg in dünne Scheiben schneiden. Petersilie abbrausen, Blätter abzupfen und hacken.
2 Olivenöl in einer Pfanne erhitzen, Garnelen darin in 1–2 Min. rosa braten, dann herausnehmen und warm stellen.
3 Schalotte und Knoblauchzehe im heißen Bratfett glasig dünsten. Paprika und Zucchini hinzufügen und 3 Min. unter Rühren braten. Mit Salz und Pfeffer würzen, Brühe angießen und alles zugedeckt weitere 3 Min. dünsten.
4 Biobin einrühren und köcheln lassen, bis die Sauce sämig ist. Garnelen dazugeben und erhitzen. Mit Petersilie bestreut servieren. Beilage: 50 g Vollkornreis.

Fitnessdrink: Kräuter-Spinat-Cocktail

◆ 30 g zarter Spinat ◆ 3 Petersilienzweige ◆ 3 Dillzweige ◆ 1 TL Zitronensaft ◆ 75 ml kalter Selleriesaft (Reformhaus) ◆ 2 EL Eiweißpulver ◆ 125 g kalte Buttermilch ◆ Salz ◆ Pfeffer

Zubereitungszeit: 10 Minuten

460 kJ/110 kcal
31 g E · 1 g F · 6 g K

1 Spinat waschen, verlesen und hacken. Petersilie und Dill abbrausen und trockenschütteln, jeweils 1 Zweiglein zum Garnieren beiseite legen. Die übrigen Kräuterblätter von den Stielen zupfen und fein hacken.
2 Spinat und Kräuter in den Mixer geben. Zitronensaft und Selleriesaft dazugeben. Alles 15 Sek. kräftig durchmixen.
3 Eiweißpulver und Buttermilch hinzufügen, mit Salz und Pfeffer würzen. Mixer schließen und den Inhalt nochmals 10 Sek. kräftig vermischen.
4 Den Drink in ein Longdrinkglas gießen und mit den Kräuterzweigen garnieren. Mit einem Trinkhalm servieren.

➤ TIPP

Eiweißsnack: Thunfisch

◆ 100 g Thunfisch im eigenen Saft mit ◆ 1 EL Zitronensaft, ◆ Salz, Pfeffer ◆ 1 TL Olivenöl marinieren. ◆ 50 g rote Paprikawürfelchen und ◆ 1 EL weiße gehackte Zwiebel dazugeben.

Zubereitungszeit: 10 Minuten

1250 kJ/300 kcal
23 g E · 21 g F · 3 g K

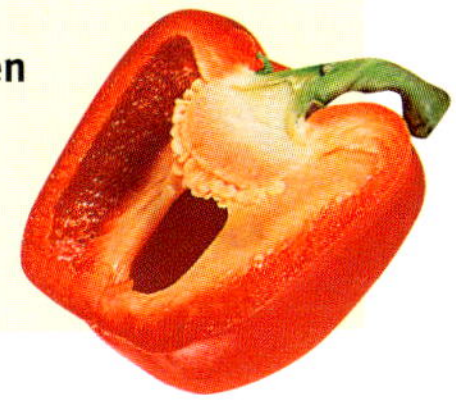

Adressen, die weiterhelfen

◆ *Auswertungs- und Informationsdienst für Ernährung, Landwirtschaft und Forsten (aid)*
Konstantinstr. 124, D-53179 Bonn

◆ *Deutsche Gesellschaft für Ernährung (DGE)*
Im Vogelsang 40, D-60488 Frankfurt/Main

◆ *Deutsche Gesellschaft für Orthomolekulare Medizin e.V.*
Sittardstrasse 21
D-41061 Mönchengladbach

◆ *Deutsches Institut für Ernährungsforschung Potsdam-Rehbrücke*
Arthur-Scheinert-Allee 114-116
D-14558 Bergholz-Rehbrücke

◆ *Österreichische Gesellschaft für Ernährung*
Zaunergasse 1-3, A-1030 Wien

◆ *Schweizer Vereinigung für Ernährung*
Vernstr. 135
CH-3052 Zollikofen

Bücher, die weiterhelfen

◆ Airainer, Maria / Aign, Waltraute: **GU Kompaß Abnehmen.** Gräfe und Unzer Verlag, München

◆ Barnard, Christiaan: **50 Wege zu einem gesunden Herzen.** Barnard Foundation; Niederösterreichische Presse, St. Pölten (Österreich)

◆ Bielefeld, Jochen: **Ganz schön saftig! Die besten Gesundheits-Drinks.** Gräfe und Unzer Verlag, München

◆ Bielefeld, Jochen: **GU Kompaß Diäten im Test.** Gräfe und Unzer Verlag, München

◆ Bloss, Prof. Dr. Hans A.: **Wirksamer Schutz vor Herzinfarkt.** Midena Verlag, Augsburg

◆ Bohlmann, Friedrich: **Essen als Medizin.** Gräfe und Unzer Verlag, München

◆ Bohlmann, Friedrich: **Fit mit Molke. Abnehmen & entschlacken.** Gräfe und Unzer Verlag, München

◆ Bohlmann, Friedrich: **Schlank und fit ohne Diät.** Gräfe und Unzer Verlag, München

◆ Carper, Jean: **Jungbrunnen Nahrung.** Econ Verlag, Düsseldorf

◆ Carper, Jean: **Nahrung ist die beste Medizin.** Econ Verlag, Düsseldorf

➤ **Tipp**

Haben Sie noch Fragen?

Weitere Informationen zu ...

◆ Eiweißpräparaten, Nahrungsergänzungsmitteln

◆ Blutanalysen, Laktattests, Leistungsparametern sowie

◆ Seminaren und Workshops mit dem Autor Dr. Strunz

erhalten Sie bei:

Vitalmind
Waldgasse 16
CH-3360 Herzogenbuchsee
www.vitalmind.net
info@vitalmind.ch

Telefon: 00 41 – (0) 62/956 68 80
Telefax: 00 41 – (0) 62/956 68 89

◆ Carper, Jean: **Wundermedizin Nahrung.** Econ Verlag, Düsseldorf
◆ Cooper, Dr. Kenneth H.: **Gesundheitsfaktor Ernährung.** BLV, München
◆ Elmadfa, Prof. Dr. Ibrahim, u.a.: **Die große GU Nährwert Kalorien Tabelle.** Gräfe und Unzer Verlag, München
◆ Elmadfa, Ibrahim / Leitzmann, Claus: **Ernährung des Menschen.** Ulmer Verlag, Stuttgart
◆ Fischer, Joschka: **Mein langer Lauf zu mir selbst.** Kiepenheuer und Witsch Verlag, Köln
◆ Grillparzer, Marion: **Fatburner – So einfach schmilzt das Fett weg.** Gräfe und Unzer Verlag, München
◆ GU Drehscheibe: **Kalorien und Fette.** Gräfe und Unzer Verlag, München
◆ Holler, Johannes: **Iß dich klüger. Das praktische Handbuch für die optimale Gehirnernährung.** Umschau Verlag, Frankfurt/Main
◆ Hopfenzitz, Petra: **GU Kompaß Mineralstoffe.** Gräfe und Unzer Verlag, München
◆ Huber, Prof. Dr. Johannes: **Länger leben, später altern.** Verlag Wilhelm Maudrich
◆ Kasper, Heinrich: **Ernährungsmedizin und Diätetik.** Urban & Schwarzenberg, München
◆ Klever, Ulrich: **GU Kompaß Kalorien & Fette.** Gräfe und Unzer Verlag, München
◆ Kunzen, Rudolf / Krämer, Susanne: **Vitalstoffe gegen Krebs.** Ralf Reglin Verlag, Köln
◆ Lützner, Dr. Hellmut: **Wie neugeboren durch Fasten.** Gräfe und Unzer Verlag, München
◆ Mindell, Earl: **Die Nährstoff Bibel. Handbuch der Nahrungsergänzungsmittel.** Heyne Verlag, München
◆ Montignac, Michael: **Ich esse, um abzunehmen.** Artulen Verlag, Offenburg
◆ Mühleib, Friedhelm: **Essen macht Laune. Stimmungsmacher von Ananas bis Zimt.** Gräfe und Unzer Verlag, München
◆ Oberbeil, Klaus: **Fit durch Vitamine** und **Abnehmen durch Biostoffe,** Südwest Verlag, München
◆ Pospisil, Edita: **Mittelmeerdiät – gesund genießen, länger leben.** Gräfe und Unzer Verlag, München
◆ Rath, Matthias: **Fortschritte der Zellular-Medizin.** MR Verlag, Almedo (Niederlande)
◆ Schutt, Karen: **Wie neugeboren. Das große Buch zum Abnehmen, Entschlacken, Wohlfühlen.** Gräfe und Unzer Verlag, München
◆ Schwarz, Aljoscha / Schweppe, Ronald: **Grüner Tee – Lebenselixier für Körper und Seele.** Gräfe und Unzer Verlag, München
◆ Schwarz, A. / Schweppe, R.: **Licht für die Seele – Raus aus dem Stimmungstief!** Gräfe und Unzer Verlag, München
◆ Sears, Barry: **Das Optimum, die Sears Diät.** Econ Verlag, Düsseldorf
◆ Sesterhenn, Birgit: **Entschlacken 1x pro Woche.** Gräfe und Unzer Verlag, München
◆ Strunz, Dr. Ulrich: **Forever young. Das Erfolgsprogramm.** Gräfe und Unzer Verlag, München
◆ Strunz, Dr. Ulrich: **Fitneß-Drinks.** Gräfe und Unzer Verlag, München
◆ Unger-Göbel, Ulla: **GU Kompaß Vitamine.** Gräfe und Unzer Verlag, München

Register

Impressum

Redaktion: Reinhard Brendli M.A.
Lektorat: Cornelia Klaeger, München

Umschlaggestaltung und Innenlayout:
independent Medien-Design
Herstellung: Susanne Mühldorfer
Layout und Satz: BuchHaus Robert Gigler, München
Lithos: Fotolito Longo, Bozen
Druck und Bindung: Druckerei Kaufmann, Lahr

ISBN 3-7742-4001-9

Auflage	5.				
Jahr	2004	2003	2002	2001	2000

Fotos: Reiner Schmitz
Weitere Fotos und Illustrationen: Bavaria: S. 3 unten, 59, 62, 66, hintere Außenklappe oben; dpa: S. 19; Food-Foto Köln: S. 29; Andreas Hosch: vordere Umschlagseite, S. 1, 3 oben; Jahreszeiten Verlag (Christian Dahl): S. 93; Mauritius: S. 17; Anna Peisl: S. 8; Tom Roch: S. 13, 54, 65 oben, 76, 88; Science Photo Library: hintere Innenklappe oben 2 und 4, S. 40 (Astrid & Hanns-Frieder Michler), hintere Innenklappe oben 1 und 3 (Alfred Pasieka); Detlef Seidensticker: S. 26; Stockfood: S. 106, hintere Außenklappe unten, S. 119; Tony Stone: vordere Innenklappe oben 1 und 3 (Uwe Krejci), 2 und 4, S. 4 (Andrea Monikos), 25 (Peter Nicholson), 27 (Howard Grey), 34 (Laurence Dutton), 38, 42, vordere Außenklappe unten (Laurence Monneret), 44 (Dennis O'Clair), 47 (Kate Connell), 48 (Yorgos Nikas), 50 (Andre Perlstein), 57 (David Hanover), 65 unten (Carol Ford), 68 (Peter Cade), 70 (Diana Miller), 79 (Chris Harvey), 81 oben (Randy Wells), 81 unten (Davies & Starr), 84 (Deborah Jaffe), 87 (Dale Durfee), 97 oben 2 und 4 (James Darell), 108 (Erik Dreyer); Dr. Ulrich Strunz: hintere Umschlagseite, S. 5 (und weitere Verwendungen); Matt Zang: S. 52; Zefa: S. 90

Umwelthinweis
Dieses Buch wurde auf chlorfrei gebleichtem Papier gedruckt. Um Rohstoffe zu sparen, haben wir auf Folienverpackung verzichtet.

Dank
Der Autor bedankt sich ganz herzlich bei Marion Grillparzer, die ihm erneut geholfen hat, sein Wissen zu Papier zu bringen.

Wichtiger Hinweis
Die Gedanken, Methoden und Anregungen in diesem Buch stellen die Meinung beziehungsweise die Erfahrung des Verfassers dar. Sie wurden vom Autor nach bestem Wissen erstellt und mit größtmöglicher Sorgfalt überprüft. Sie bieten jedoch keinesfalls Ersatz für kompetenten medizinischen Rat. Jede Leserin, jeder Leser sollte für das eigene Tun und Lassen auch weiterhin selbst verantwortlich sein. Daher erfolgen Angaben in diesem Buch ohne jegliche Gewährleistung oder Garantie seitens des Verlages oder des Autors. Weder Autor noch Verlag können für eventuelle Nachteile oder Schäden, die aus den im Buch gegebenen praktischen Hinweisen resultieren, eine Haftung übernehmen.

Das Original mit Garantie

Ihre Meinung ist uns wichtig. Deshalb möchten wir Ihre Kritik, gerne aber auch Ihr Lob erfahren. Um als führender Ratgeberverlag für Sie noch besser zu werden. Darum: Schreiben Sie uns! Wir freuen uns auf Ihre Post und wünschen Ihnen viel Spaß mit Ihrem GU-Ratgeber.
Unsere Garantie: Sollte ein GU-Ratgeber einmal einen Fehler enthalten, schicken Sie uns bitte das Buch mit einem kleinen Hinweis und der Quittung innerhalb von sechs Monaten nach dem Kauf zurück. Wir tauschen Ihnen den GU-Ratgeber gegen einen anderen zum gleichen oder ähnlichen Thema um.

Ihr Gräfe und Unzer Verlag
Redaktion Gesundheit
Postfach 86 03 25, 81630 München
Fax 089/419 81-113
e-mail: leserservice@graefe-und-unzer.de